大展好書 好書大展
品嘗好書 冠群可期

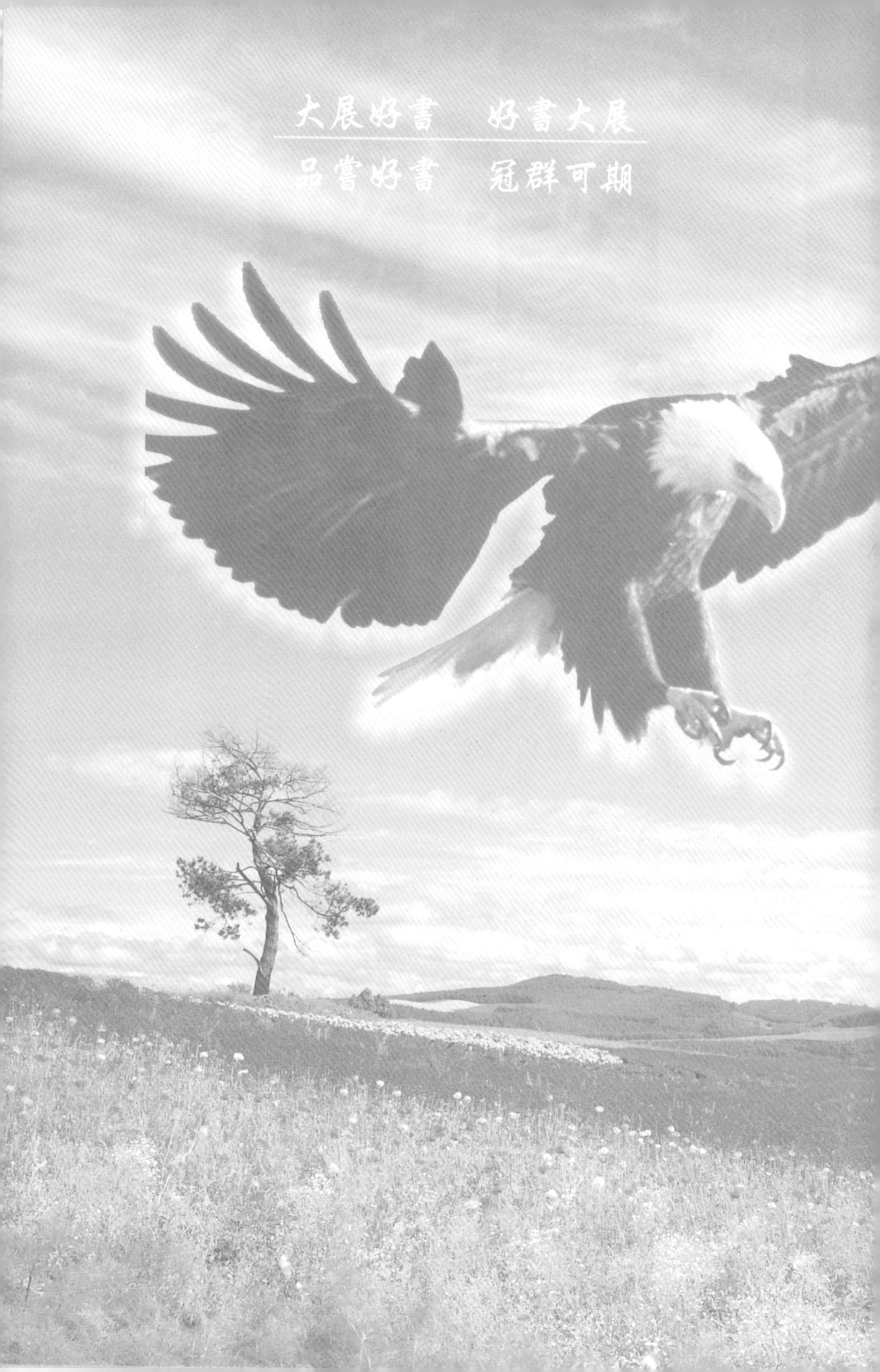
大展好書　好書大展
品嘗好書　冠群可期

策畫人語

隨著現代生活節奏的加快，人們的生活壓力、精神壓力逐漸加大，生理和心理上不同程度的亞健康狀態，成了現代人群必須面對的一個問題。而這套『壽世養生』的編纂、出版，則表達了我們對這一問題較為深刻的思考和積極的應對。瀚海文化工作室的同仁，希望能透過這套源於諸多中華民族養生健身典籍的叢書，把一些適應性廣、針對性強、簡單實用的健身養生方法介紹給國人，為提高大家的生活和生命質量貢獻一份綿薄之力。

這套『壽世養生』的『壽世』一詞，本義指杏林中的醫學著作、濟世良方和一些特殊的治療方法等，而實際上，我們的先人由大量的實踐和積累，遺留下的許多集針對性、實用性、科學性於一體，既簡練實用且效果顯著的養生健身方法，顯然也應該吸納和涵蓋於『壽世』的含義之中。故此，我們在編纂此套叢書時，刻意將許多養身健身方法也歸納於『壽世』一詞的名下，這樣做，完全符合『預防為主，治療為輔，防治結合』的現代醫學的科學理念，與我們先人『不治已病治未病』的思想也是一脈相承的。

必須說明，我們民族的養生文化在長期的發展過程中，由於科學技術文化水準發展的制約，一些荒謬、迷信乃至錯誤的糟粕，長期蟄伏於其中，譬如：成佛變仙術、長生不老術、點石成金術等等，所幸這些『瑕疵』，並非是其主流，而以廣大讀者今天的識知水準，是完全可以識別的，因此，我們在出版『壽世養生』時，對固有的一些『瑕疵』沒有做特別的處理。之所以這樣做，一是為了保留原著的原始風貌；二是希望廣大讀者全面認識民族文化發展的歷程；三是希望讀者能夠在去偽存真的過程中，提高自己的借鑒、辨識能力，更好地繼承和弘揚我們民族的優秀文化。

本套『壽世養生』的策畫出版比較匆忙，在許多方面可能有不妥之處，所選擇的內容也未必完全符合廣大讀者的需求，在此，誠祈讀者本著科學、客觀、求真、務實、簡練、實用、效果顯著的原則，對我們的工作，給予賜教和斧正！

瀚海文化工作室

長生不老

壽世全書

武進唐駝題

九十一齡之老人題

宇宙長春

湘西楊輝宗題

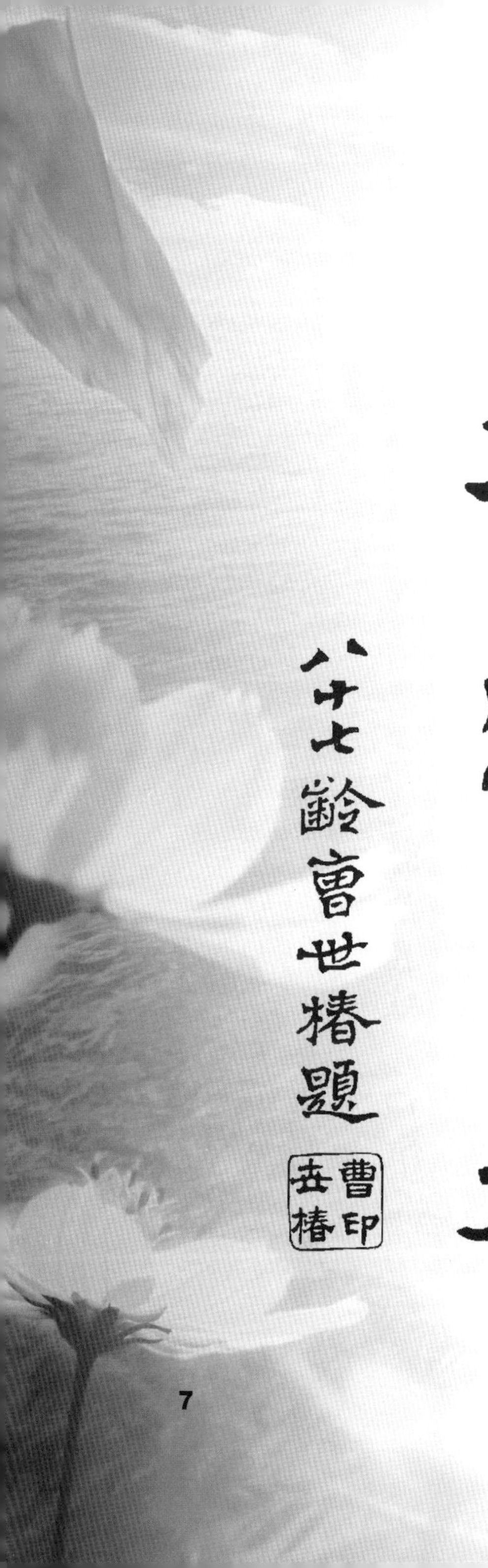

春臺日录

八十七齡曹世椿題

曹印世椿

大地摶摶　萬民總總　龜齡鶴算　稟賦悉同
或萎朝露　或躋華嵩　翳曷呂故　曰維人功
鴻編碩畫　巧奪天工　春秋方外　日月壺中
樂天知命　妙術還童　人生不老　世界大雄

民國十一年一月　八十三齡鄭貽孫題

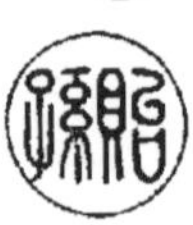

序 (一)

天之生人也，芸芸總總，其法極巧，其意至公，人受稟賦，固無厚薄之殊。嘗觀世之人，不保天和，自損天年，或生而即逝；或少即夭亡；或殞於壯齡；或殂於中道，非天使之，實人之自召也，豈不痛哉！昔老子修道以養壽，莊子養生以盡年，蓋年壽天也，而所以養之者人也。得其養則純固康強；失其養，則有札瘥夭昏之患，此理之常也。

予於二十年前，藐躬多病，藥石寡靈，不得不考求養生。慎起居，吸清空，甘素食，棄膻葷，力行不倦，久之而夙恙頓除，厥體漸康。曩宦京華，每以修養之道，自勉勉人。

解組後，曾在滬設衛生會，月必兩集，為同志之講求。蓋鄙意善與人同，惟願天下人共躋仁壽之域也。今年春，友人來粵，出一巨冊以示，名曰《壽世全書》，丐序於予。予樂其名之有合鄙意也，略為翻閱一過，始知編輯是書，深具苦心，洋洋灑灑，數十萬言，或徵中外前哲之書，或採泰西新獲之理，無幽渺怪迂之術，無矯揉魯莽之弊，其理明顯而易知，其事平易而可行，凡人生延年益壽、長生不老之法，靡不具備，稱為全書，名副其實。世有求長壽者乎，請以是書為介。

十一年春　觀渡廬主人序

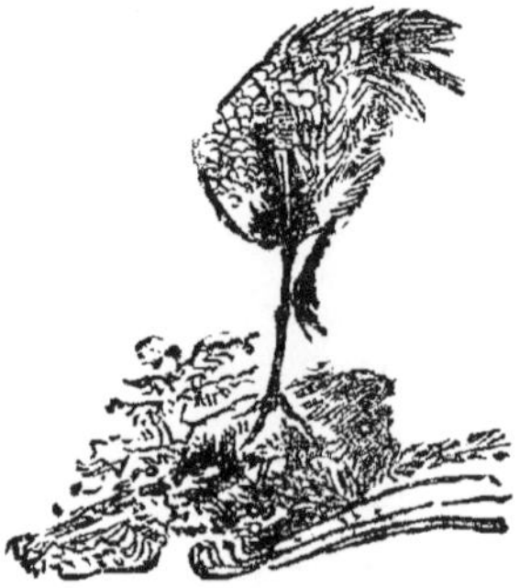

序（二）

著者曰：近日坊間出版之著作物，關於衛生之學者，吾見亦多矣。如所謂公眾衛生法也，個人衛生法也，學校衛生法也，男女衛生論也，其於各機能之攝護、諸種疾病之防衛，言之非不井井有條，詳密無遺。

然確信其說而遵行之者，乃至衛生智識愈豐富，精神與肉體，亦愈見衰弱，轉不若甕牖繩樞之子，服田力穡之流，目未睹衛生之書，耳不聞衛生之論者，其精神反較為充沛，肉體反較為強頑，終歲手胼足胝，不知有所謂疲勞，何論疾病。若是者何也？夫豈衛生之說，不足以盡信歟？抑行之未得其道歟？吾敢一言以概之曰：弊在於僅知消極的衛生法，而不知積極的養生法。

夫衛生與養生，有以異乎？曰「有」。按《玉篇》：衛，護也；

《篇海》：衛，防也，捍也；又《玉篇》：養，畜也，育也，長也。故一則為防止外侮之來襲，施以適當之捍潔法，俾不得乘隙而入，所謂衛生之義也；一則順其自然之天機，栽之培之，使之發育滋長，所謂養生之義也。是則衛生與養生二者之義，乍觀之，固似無所則異，然細察之，乃大相徑庭，故知吾人平時口講筆述，於字義之取捨，固不容不出之以審慎也。

抑著者所以斬斬爭執於衛生與養生之區別者，固不欲效法於我國舊日經生之注釋經文，與史家之秉筆記事，必欲斟酌字義，以自矜其一得之見也。蓋誠有見於今世流行之衛生學說，大都偏於消極方面，知護衛各機能矣，而不知使之鍛鍊堅強；知保守現在地位矣，而不務使之發展於將來。故凡今日實行之衛生家，類多戰戰慄慄，確守範圍，不敢越雷池一步。其所戒慎恐懼者，惟虞機官之損壞，與病魔之來襲，如護奇珍，如臨大敵。

譬諸謀國者，惟務畫地自守，不思戰勝攻取，擴張區域，則一旦守備偶疏，幾何不淪於失敗之地哉？夫吾身猶國家也，不務富強，斯貧弱矣；不務優勝，斯劣敗矣，其間決不能從事保守。故善言養生者，必使順其天機，盡其天能，如培養花木然，務令根茂實，遂任何風雨，不虞摧折；如陶冶金類然，必使成百煉精鋼，任何鎚擊，不致破裂。養生至此，則各機官何至有損壞之虞？病魔又奚自而來乎？

本書所記，悉本斯旨，內分精神養生、各體養生、食物養生、居宅養生、衣服養生、靜坐養生、呼吸養生、運動養生、睡眠養生、娛樂養生等十篇，博採東西專家之學說，參以釋典與道藏之精義，搜羅眾長，包舉要有，所言者雖不外居處食息之近事，而無一不根據學理。且書中所揭載之諸法，盡人可即知即行，初無強人以所難者。書既成，顏曰「延年益壽男女養生術」，非敢自信謂毫無罣漏，亦聊以補今世言消極衛生學者之缺點云爾。

民國十年九月既望金陵吳履吉

自敘於海上寓廬

目錄

第二篇　各體養生術

目錄

目錄

第三篇　食物養生術

目錄

第四篇　居宅養生術

目錄

第五篇　衣服養生術

第七篇　呼吸養生術

第八篇　運動養生術

第九篇 睡眠養生術

第十篇　娛樂養生術

延年益壽男女養生術

金陵　吳履吉著

第一編　精神養生術

一　概論

十九世紀以還，物質之學大昌，舉凡解剖、生理、病理、治療之學，日趨進步，於是言衛生者多側重於物質方面，一似吾人生命之原，捨講求節飲食、慎起居、勤操作、防細菌諸大端外，別無他事，而於吾身最主要最寶貴之精神問題，則無有措意及之者，是所謂捨其本而逐其末，取其糟粕而遺其精華，吾未見其得當也。夫主裁一身之活動與知覺，全在精神，精神強健，則百體自充。

諺有「強健之精神，宿於強健之體軀」一語，實則強健之體軀，非強健之精神，奚以支配之？不觀夫清明在躬，志氣如神者，其人多真氣內充，睟面盎背，天機活潑，攸往咸宜，無論何種毒菌病魔，舉不足以侵其藩籬，叩關而入。若夫意旨薄弱之徒，嗜慾纍集之輩，終日塵勞擾擾，心為形役，天君既失其靈明，外魔乃因以紛乘，以故偶嬰小恙，即大起恐怖，求醫覓藥，日不暇給，甚或本無疾病，徒以中藏虛怯，時憂病魔之來襲，果也病魔卒應召而至，若是者吾見亦多矣。

本書宗旨，在示人以衛生常識，而開宗明義，首注重於精神。閱者苟能如法施行，將見樂天知命，物我兩忘，游神於太虛之境，抗志在羲皇以上，尚何有紛華靡麗之惑其心志，疾病疴癢之攖其念慮哉！

二　何謂精神

精神二字之定義，或謂之心靈，或謂之神識，或謂之靈感，其物空靈玄虛，不可方物，得之而能善為衛護，則為健康，為生存；失之者即為死亡。即或形骸尚存，活動依然，然精神既失其主宰，則去行屍走肉，僅一間耳。

生理家言，往往誤指神經，即為精神，其實大謬不然。須知精神所在彌淪無間，統人身百體，大自各體之器官，小自毫髮毛孔，殆無不有精神之存在。即推之於動植物么麼小體，亦莫不各具有本體活動之精神。

試觀花木之春華秋實，鳥獸之以遨以遊，何一非精神之所表現？特人為萬物之靈，其靈妙又迥非其他動植物所能比擬耳。欲詮釋精神二字之意義，既苦無跡象之可尋，又不能探得其出發點之所在，無以名之，惟有稱之曰生命之原而已。

三　精神之現象

當精神力潛蓄而未發之時，別無何等現象之表示，故上智與下愚，無從鑒別；屠沽與聖賢，胥屬一例。及其發於外也，第一為知覺，第二為情感，第三為意志。知覺者謂各體受外物之刺戟，而發生一種感覺也。情感則對於外物之感觸，或起悅豫之念，或生厭惡之心，或有樂觀與悲觀之殊，或有同情與不同情之異，胥視其人之應付而別。至意識之表現，則全根於平日之學術與修養，故雖同處於擾攘塵世之中，或則狃於故常，局於卑近，終日所營營自擾者，不外飲食男女之是圖；或則振衣千仞之岡，濯足萬里之流，與天地兮比壽，與日月兮齊光，高掌遠蹠，後偉光明，是即上智與下愚之所由區分，聖賢與屠沽之所由辨別歟。雖然上智與下愚，聖賢與屠沽，其精神作用，非生而製成者，進退衡量，仍視其人修養法之如何耳。

抑知、情、意三者，雖同屬情神界之領域，然知、情悉自外來，意則全由自動，務令知與情受支配於意識，絕不可使意識反被役於知情，是故善言精神養生者，必致力於意識界，其修養之程式，第一即自閑邪存誠始。

四　精神力能支配各體

吾人五官百體，對於外圍現象，具有感應及辨別之能力，如對美食則思染指，遇惡臭則發嘔吐，種種生理現象，在普通人類，殆不見有何等之歧異。然在精神作用異常之時，則往往違反其原則，如沸湯本能傷手，然或則入之而不覺痛楚（日人某素修精神之學，能以手置沸湯中而不傷。一日有友人欲試其術，某笑而不言，口誦真言，手結九字印，逾時即以左手入沸湯中，徐徐引出，毫無傷夷）；紙蝶有何魔力，然或則觸之而遠近絕息（日人某有兒，年七歲，生平最畏蝶，有時對於父母之命不肯聽受，則示以紙蝶，輒不敢方命。日者又現頑強之狀，父母喻之不聽，乃投以紙蝶，藉以為恐嚇之具。詎意某兒，始則因受驚而號泣，繼則哭聲止而絕息矣。急延醫治之，始獲甦，然體軀部為紙蝶所觸處，已呈紫黑色斑斕之痕）。他如精神愉快，則麥飯藜藿，逾於珍饈；精神鬱悶，則席前方丈，食不下嚥。又或在平時本為手無縛雞之力者，然一遇危急存亡之時，則力能扛鼎。凡斯種種，徵之所見所聞，其例不可殫述，一言以蔽之，曰精神作用，有支配各體之偉力而已矣。

五　精神以愈用而愈出

生物學家論進化公例，凡動植物各器官，某部分使用愈勤者，則其發達愈著。如鳥之兩翼，獸之四足，蝶類之嗅覺，鷹類之視力，其強健與銳敏，遠非他類所能企及，則以日日使用，無時而或廢也。動植物有然，吾人亦何能逃此公例？不觀夫鐵工之上臂與輿夫之下腿乎？鐵工以日事鎚擊，故其上膊之二頭膊筋，發達逾恒；輿夫以日事奔馳，故其下腿之腓腸筋，強大日甚。筋肉如是，推之百體及精神界，亦何獨不然？故善言精神養生者，雖不肯浪費其精力，日用諸無意識之事項，然亦絕不肯將此靈明之府，等諸槁木死灰，一任其闃寂無為，使日趨於退化。

使用精神之法，其範圍以有益於身心者為限。初學者每日宜騰出數時間，致力於學理之探討與名數之記憶。勿旁騖，勿紛馳，久之自能雜念芟除淨盡，心思歸於專一，任何難題難事之來集，悉能應付裕如，不為所困。否則群居終日，毫無用心，則其人必委靡頹敗，不克振作，名猶是人類，實則與冥頑不靈之鹿豕有以異乎？

六　精神不宜突受刺戟

喜怒哀樂之情，人所同具，惟在涵養既深之人，其方寸間，虛靈無物，寵辱不驚，雖有外來之突然刺戟，彼視之仍無殊於飄風之過耳。

若在恒人，精神界驟受意外之刺戟，未有不頓改其常度者。且往往誘起肉體上各器官之疾病，如驟受驚恐，則全身血液之流行，遽爾停止，顏色鐵青，手足僵冷，甚或有卒然倒地者；驟攖鬱怒，則全身血液之流行，全無秩序，顏面及各部悉行充血，意志粗率，甚至暴虎馮河，死而無悔；又如婦女聞所天之死於行役，則一慟而絕；貧兒暴得多金，則喜極至於發狂。

此外種種精神疾病，如歇斯底里，如躁狂瘋癲等，其受病之原，大都以精神突受刺戟者為多，偶或不慎，受累終身。

欲防此弊，端在於平時之涵養，務令此心如止水，偶來外物之刺戟，視若等閒，不為所動，夫而後抵抗力既異常強固，尚何有精神衝動之患哉？然而難矣。

七　喜笑能令精神煥發

莊周曰：「人上壽百歲，中壽八十，下壽六十。除病瘦死喪憂患，其中開口而笑者，一月之中，不過四五日而已矣。」杜工部曰：「人世難逢開口笑。」可見人生斯世，笑亦一難得之機緣也。而抑知笑更有癒病之效乎？

昔齊桓公田於澤，見鬼焉，公反誒詒為病，數日不出。齊士有皇子告敖者，告桓公曰：「臣聞澤有委蛇，惡聞雷車之聲，則捧其首而立，見之者殆乎霸。」公輾然曰：「此寡人之所見者也。」於是正衣冠，與之坐，不終日而不知病之去也。

蓋吾人體軀中，有一種交感神經系，專司腦神經與各臟器間之聯屬。腦神經受愉快之感，則諸臟腑之神經，亦因以奮興。舉凡循環、呼吸、消化等諸作用，亦悉呈健康狀態。原夫桓公受病之原，徒以見鬼後，中懷存一畏懼之念，遂致百體萎縮，生理作用因以停頓，及一聞皇子告敖之論，心中愉快，血液湊泊，百體興奮，疾病自失，所謂浮雲盡去，而清光大來；心花怒放，而精神煥發，故不終日而不知病之去也。

亞狄森曰：「快樂為健身最妙之品。」呵姆曰：「遇事能常存一種樂觀之習慣，勝於歲入千金。」然則吾人欲自達於健康之域，自當日圖所以尋樂之法也。

八　恐怖足以招致病魔

西哲亞蘭氏有言：「彈丸殺人之速，世所共知，然恐怖之感情，其殺人速度，有逾於彈丸。」蓋恐怖之念一入腦中，則血行錯亂，心腦部大受刺戟，終至危及生命。今之言物質衛生者，日兢兢於黴菌之來襲，往往於身體本無疾病之時，輒以霍亂、鼠疫、結核等菌傳染相警告，中心惴惴，日坐愁城，如是則意志已失其強固，適與病魔以侵襲之機緣，反不若懵於衛生學識者，轉得優游自在，行所無事也。催眠學家有精神暗示法，施術後，能令受術者起一種新信仰心，若今之消極衛生法，非恐怖之暗示而何？

昔有一心理學家，欲研究人類心理對於病魔之抵抗力如何，因向法庭乞得死囚一，令居於嚴行消毒，毫無黴菌之淨室中，且警告之曰：「此室向屬患霍亂者所居，昨又新死一人，其中黴菌充斥，不可不善自防衛。」果也此囚犯不一二日間，因恐怖竟患霍亂而死。又霍亂菌之發現者，為德人古弗博士，其考案精確，固無推翻之餘地，惟同時有衛生學家某某二人，不承認黴菌有傳染霍亂之力，極意反對古氏之論調，並取古氏所培養之黴菌和水飲入腹中，竟無他患。

據上二例觀之，一則本無霍亂黴菌，徒以恐怖之故，不召而自至；一則因意志力之強，固服霍亂菌而不病。何去何從，吾人其善自審取也可。

九　感情激動能令血液變毒

精神感動，不第影響於身體之組織已也，同時並能令血液中發生一種新物質。美國心理學大家愛爾馬凱氏，嘗試驗吾人感情激變時，其血中新生之物質，各不相同，如忿怒激發時，則化生鳶黃色之物質；悔恨萌發時，則化生石竹色物質；悲哀發生時，則化生灰白色物質。此外凡屬精神自激動時，其化生之物質，各視其境而異，且不獨血液有然，推而至於汗液、唾液，亦莫不如是，並以此各種分泌物注射於他種動物之體中，能使之立斃，是可見中含有毒質無疑。

昔有少年夫歸二人，伉儷綦篤，逾年而育一雛。偶因細故反目，其妻因抑鬱悲憤，無從發洩，飲泣吞聲，惟弄雛以資慰藉，詎意未及數日，其雛竟以中毒症狀而殀死矣。其後復育一雛，結果亦相同，異而詢之醫士，經醫士化驗其乳汁，發見含有毒質，蓋緣夫妻反目時，精神界驟受激動，因之血液中，遂發生毒質耳。

十　鬱憂無聊易致精神受損

損害精神之事，不一而足，而要莫甚於鬱憂無聊。原鬱憂之所由起，不外所志未遂，或中途突遭摧敗，或意外發生波折，遂使方寸間，懊惱萬狀，無法解脫。長此不變，不唯血液停滯，害兼及體軀之各部，且能使精神界畏縮退避，無復有勇猛精進之活潑景象。其影響於人間社會，為害何可勝言！

昔孔子周遊列國，阨於陳蔡，而弦誦不廢，怡然自得；顏淵簞瓢屢空，而不改其樂；蘇長公困頓轉徙，而嘯遨於山水；陸放翁忍饑受餓，而托志於謳吟。凡古來聖哲逸士，對於處境困難時，曾不足以少變其平時之態度，甚或利用之以為奮鬥之機會，因以養成堅忍不屈之毅力者有之。

孟子所謂，天之將降大任於斯人，必先苦其心志，勞其筋骨，餓其體膚，空乏其身，行拂亂其所為，所以動心忍性，增益其所不能，誠非虛語也。非然者，偶遇挫折，即怨天尤人，甚或心灰意懶，對於世事，悉抱悲觀，此屈靈均之自沉汨羅，賈長沙之不永其年，君子所以不能無微詞也。

十一　精神病之預防及療治

世界事物愈進化，斯精神界之奮鬥，亦愈趨於劇烈，其成功者，固奏凱而去；失敗者，乃指不勝屈。據醫學家統計，年來患精神病者之增加，幾與文化之進步成一正式比例，此所以有文明病之名也。精神病之範圍，就狹義言之，則專指癡呆、癲狂，及不眠、健忘、感情過敏、腦力衰弱等症；若就廣義而言，則凡妄想、偏執、放縱、萎靡等，應悉屬於精神病之範圍。

狹義的精神病，其預防及療治法，或求治於食物，或乞靈於藥餌，如平時戒除煙酒及鴉片，多食營養品，病發時則與以興奮劑或麻醉劑，使神經作用不致過度，自能恢復其舊狀。至於廣義的精神病，則非仍用精神療法不可，且療治以愈早愈妙。若待其病根已深，雖有扁鵲、倉公，亦無所用之矣。

如精神病之屬於妄想者，其人腦海中，悉為空中樓閣所充塞，對於眼前事物，反不能得正當之解釋，究其極必陷於癡呆。

精神病之屬於偏執者，其人嗜好與人迥異，或沉酣典籍，或溺情貨利，或肆志賭博，或寄情聲色。一入其藩籬，即如春蠶之作繭自縛，無法解脫，雖有至親膩友，婉為勸導，然其人方驕焉自詡，蔑視他人，其究也，必陷於狂妄。

精神病之屬於放縱者，其人輕視道德，以適意為口實，明知其事不合於法律，有礙於身心也，一則曰吾偶一為之，亦無妨耳；再則曰人生行樂耳，拘拘於禮法者奚為？於是流蕩忘返，心為形役，其究也，必至於出主入奴，喪其操守。

精神病之屬於萎靡者，其人志氣頹唐，苟日偷安，視世界萬事，無一非己所能為；偶有操作，輒意興闌珊，一經失敗，即畏難而退，其究也，必至於自甘暴棄，毫無生趣。凡斯所述，實為近日一般社會之通病。

欲救其弊，非從事於修養不可。語云：「心病還需心藥醫。」心藥非他，即往哲前賢修養之心法耳。欲究其詳，請視下章。

十二　儒家精神養生術

儒教之於吾國，為上中下三種，社會所信仰由來已久，其所言皆確實可行，茲擷取關於精神養生之格言，錄之如下，讀者即取以作座右之銘可也。

《記》曰：「君子莊敬日強，安肆日偷。」《中庸》曰：「上不怨天，下不尤人，君子居易以俟命，小人行險以僥倖。」《孟子》曰：「志，氣之帥也，氣，體之充也。夫志至焉，氣次焉，故曰持其志無暴其氣」；又曰：「吾善養吾浩然之氣」；又曰：「富貴不能淫，貧賤不能移，威武不能屈，此之謂大丈夫」；又曰：「君子深造之以道，欲其自得之也。自得之則居之安，居之安則資之深，資之深則取之左右逢其原」；又曰：「學問之道無他，求其放心而已矣」；又曰：「體有貴賤，有小大，無以小害大，無以賤害貴」；又曰：「耳目之官不思而蔽於物，物交物，則引之而已矣；心之官則思，思則得之，不思則不得也。此天之所以與我者，先立乎其大者，則其小者不能奪也。」

湯潛庵曰：「人身之外皆天，人心之內亦天，故舉念即與天通，是以君子必慎其獨也。」史搢臣曰：「嗜慾正濃時能斬斷，怒氣正盛時能按捺，此為學問得力處」；又曰「慎風寒，節嗜慾，是從吾身上卻病法；省憂愁，戒煩惱，是從吾心上卻病法。」倪文節曰：「人有拂鬱，先用一忍字，後用一忘字，便是調和氣湯。」湯文正曰：「遇橫逆之來而不怒，遭變故之起而不驚，當非常之謗而不辨，可以任大事矣」；又曰：「橫逆者，吾性之藥石也。」白香山曰：「病有十可卻，靜坐觀空，覺四大原從假合，一也；煩惱現前，以死譬之，二也；常將不如我者，巧自寬解，三也；造物勞我以生，遇病稍間，反生慶幸，四也；宿孽現逢，不可逃避，歡喜領受，五也；家室和睦，無交謫之言，六也；眾生各有病根，常自觀察克治，七也；風寒謹防，嗜慾淡薄，八也；飲食當節毋多，起居務適毋強，九也；覓高明親友，講開懷出世之談，十也。」陸象山曰：「精神不運則愚，血脈不運則病。」張文端曰：「昔人論致壽之道曰慈、曰儉、曰和、曰靜，人能慈心於物，不為一切害人之事，即一言有損於人，亦不輕發。推之戒殺生以惜物命，慎剪伐以養天和，無論冥報不爽，即胸中一段吉祥愷悌之氣，自然災沴不干，可以長齡矣。人生福享皆有分數，惜福之人福常有餘，暴殄之人易至罄竭。老氏以儉為寶，不止財用當儉，一切事皆思節嗇省約之義，方有餘地。」曾文正曰：「凡沉疴在身，而人力可以自為主持者，約有二端：一曰以志帥氣，一曰以靜制動。人之疲憊不振，由於氣弱。而志之強者，氣亦為之稍變。如貪早睡，則強起以興之；無聊賴，則端坐以凝之，此以志帥氣之說也。久病虛怯，則時時有畏死之見，憧擾於胸中，即魂夢亦不甚安恬，須將生前之名、身後之事，與一切妄念，剷除淨盡，自然有一種恬淡意味。而寂定之餘，真陽自生，此以靜制動之法也。」

總上諸說觀之，則知儒家之精神養生法，不外二端，一曰克己，一曰涵養。蓋知克己，則一切有損於身心之邪念，自無從發生。譬猶農夫之治田，雜草芟盡，而佳種始得遂其發育之機，久而久之，則方寸間，虛靈透澈，一塵不染，邪念既去，而正念乃有存在之餘地。至涵養之法，則視前法更進一步。

蓋克己法，尚出於強制，而涵養法則純由於自然；克己法如芟除雜草，涵養法則如培養佳種；克己法如守城防敵，涵養法如敵人去後，整理一切內政。故論其入手方法，自以克己為先，而繼之以涵養。學者果能循序漸進，時時省察，又何患精神界不日臻於強健哉？

十三　釋家精神養生術

釋家以普度眾生，脫離苦海為本旨，固別無所謂精神養生之法，惟欲利他，必先自利，欲引眾生，使脫離五濁惡世，必先自己跳出此娑婆世界。故凡佛說諸經，對於精神之修養諸法，精義至言，所在皆是，而要其歸宿，不外戒除貪瞋癡，時抱達觀，深契無我，則塵垢既去，真如自得，成佛之基，即在乎是。茲略記釋家精神養生諸論，以資借鑒。

《慈悲道場懺法》云：「滅身事由心造，身口業粗易遣，意地微細難除，如來大聖，一切智人，於其意地，始得不護，況乎愚凡，而不守慎，防意如城，豈得不護？或因貪業，自物他物，起貪作業；或因瞋業，小不適意，便生大怒；或因癡業，隨逐無明，無惡不造（中略），如是等罪，無量無邊，身壞命終，墮三惡道」，是即儒者正心誠意，懲忿窒慾之學也。《寶王三昧論》云：「聖人設化，以病苦為良藥，以患難為逍遙，以遮障為解脫，以群魔為法侶，以留難為成就，以敝交為資糧，以逆人為園林，以布德為棄屣，以疏利為富貴，以屈抑為行門，如是居礙反通，求通反礙，是以如來於障礙中，得菩提道」，則與《孟子》所謂「生於憂患，死於安樂」之說，正互相發明。《圓覺經》云：「我今此身，四大和合，所謂髮毛爪齒，皮肉筋骨，髓腦垢色，皆歸於地；唾涕膿血，津液涎沫，痰淚精氣，大小便利，皆歸於水，暖氣歸火，動轉歸風，四大各離。今者妄身，當在何處，即知此身，畢竟無體，和合為相，實同幻化。四緣假合，妄有六根，六根四大，中外合成，妄有緣氣，於中積聚，似有緣相，假名為心。善男子，此虛妄心，若無六塵，則不能有，四大分解，無塵可得，於中緣塵，各歸散滅，畢竟無有緣心可見。善男子，彼之眾生，幻身滅故，幻心亦滅；幻心滅故，幻塵亦滅；幻塵滅故，幻滅亦滅。幻滅滅故，非幻不滅，譬如磨鏡，垢盡明現」，則主持無我之說。殆視此身如蟬蛻，軀體為皮囊，其見解之超迴，非儒家所能道。夫既無我，更何有人，更何有物，更何有貪瞋癡之足擾其靈府？言精神養生法至此，敻（ㄒㄩㄥˋ，通「迥」）乎尚已，蔑以加矣。昔五祖弘忍大師，居黃梅縣東禪寺，有門人千餘。其時六祖慧能，方執破柴踏碓業務。一日，五祖令其徒各自取般若之性，各作一偈，以資考證，若能悟得大意，即付以衣法。神秀法師乃作偈曰：「身是菩提樹，心如明鏡台。時時勤拂拭，莫使惹塵埃。」五祖以其未見本性，不加許可；慧能亦作一偈曰：「菩提本無樹，明鏡亦非台。本來無一物，何處惹塵埃。」遂傳頓教及衣缽，為第六祖。吾人觀於此二偈，一則尚有跡象可尋，一則已不落言詮，臻於虛靈之境，釋家精神養生之法，當以此為極則矣。此外如天台宗之止觀，禪宗之入定，淨土宗之一心念佛，皆為掃除雜念，歸於無念之法，使精神界養成一種專一之習慣。學者如欲窺其門徑而入其堂奧，則非精研內典不可。

十四　道家精神養生術

道家修養之法，以頤養天機、長生不老為旨歸，故其入手方法，首在打破傲氣、嫉妒、暴躁、瞋恨、人我、冷熱、詭詐、猜疑、生死諸關，務使此心如止水之不波，行雲之無滯，夫而後乃臻於清明之境。

《道德經》曰：「致虛極，守靜篤，萬物並作，吾以觀其復。夫物芸芸，各歸其根，歸根曰靜，靜曰復命，復命曰常。知常曰明，不知常，妄作凶。知常容，容乃公，公乃王，王乃天，天乃道，道乃久，沒身不殆」；

《赤文洞古經》曰：「有動之動，出於不動。有為之為，出於無為。無為則神歸，神歸則萬物寂。不動則氣泯，氣泯則萬物生」；又曰：「忘於目，則光溢無極。忘於耳，則心識常淵。兩機俱忘，絕眾妙之門」；又曰：「養其無象，象故常存（按無象謂氣）。守其無體，體故全真（按無體謂神）。全真相濟，可以長久。天得其真，故長。地得其真，故久。人得其真，故壽。世人所以不長久者，為喪其無象，散其無體，不能使九竅百體與真體並存，故死矣」；

《定觀經》曰：「初學息心甚難，或息不得，暫停還失。去留交戰，百體流行，久久精思，方乃調熟。勿以暫收不得，遂廢千生之業。少得靜已，則於行立坐臥之間，涉事之處，喧鬧之所，皆作意安。有事無事，常若無心。處靜處喧，其志唯一。若來心太急，急則成病，病發狂顛，是其候也。心若不動，又須放任，寬急得所，自恒調適。制而不著，放而不動，處喧無惡，涉事無惱者，此是真定」；又曰：「慧發遲速，則不由人，勿令定中，急急求慧。急則傷性，傷則無慧。若定不求慧，而慧自生，定名真慧（中略）。唯令定心之上，豁然無覆。定心之下，曠然無基。舊事日銷，新業不造。無所罣礙，迥脫塵籠。行而久之，自然得道。」

又道家向有煉丹之說，又區之為外丹與內丹。外丹者，烹煉金石之法也。內丹之法，則專注意於龍虎胎息，吐故納新，即精神修養之法也。而煉內丹又分為三品：上品丹法，以精神魂魄為藥材，以行住坐臥為火候，聽乎自然為運用；中品丹法，以肝心脾肺為藥材，以年月日時為火候，以抱元守一為運用；下品丹法，以精血體氣為藥材，以閉嚥搐摩為火候，以存想升降為運用。

至其下手用功方法，則以身為壇爐鼎灶，以心為神會，以端坐習定為採取，以操持照顧為行火，以作止為進退，以斷續不專為防堤，以運用為抽添，以真氣薰蒸為沐浴，以息念為養火，以制伏身心為野戰，以凝神聚氣為守城，以忘機絕慮為生殺，以念頭動處為玄牝，以打成一塊為交結，以歸根復命為丹成，以移神為換鼎，以身外有身為脫胎，以返本還元為真空，以打破虛空為了當，故能聚則成形，散則成氣，去來無礙，道合自然。觀乎此，則知道家精神養生之法，與儒釋二家亦約略相似，而所謂成仙之法，即在乎是，初非有高遠難行之事，杳渺無稽之說，如世人之所傳說者。

夫我國道教之發源，始於黃帝與老子，視儒釋二家為早，修其學者，大都長生不老，精神充足，非其術有合於養生原則，曷克臻此？惟自周秦以降，此學漸趨式微，間有達者，亦多趨於旁門。今日一般修養家，又多視黃老之學為煉心養氣之唯一方法，將來道教之興，可指日而待。讀者苟有意斯學，請一讀本全書《仙術秘庫》可也。

十五　中年人精神養生術

今之論衛生者，多指男女已達四十歲者為中年，謂過此以往，其肉體及精神，決不能再如四十歲以前之活動。為此言者，實足沮喪人之元氣，使精神界日趨於衰頹。苟謬從其說，則人當四十以後，非各懷一退讓不前之觀念不可，其結果必使其人，無復有勇猛精進之氣象，心靈萎縮，而肉體亦日即於消亡。況社會全體之組合，實以中年為中堅，使果如論者之言，則此後社會進化之望，不將等於鏡花水月乎？

英醫凱斯有言：「吾人既逾四十歲後之中年期，其機械動作必要之筋肉與關節，雖稍現衰弱，然腦部之動作及精神作用，則更為圓轉活動，其抵抗力、自制力、自意力等，方日進於發達之域。苟能乘此時機，使腦與精神日臻圓熟，則即不能長生不死，亦必能延長壽命，達於期頤之境。」

由是而觀，可見中年人之精神界現象，反視少年人為健全。吾人幸毋謂吾輩已屆老大，去日苦多，來日苦短，盡可優游逸豫，以盡天年。須知腦與精神，所以能活潑動作者，全由於接觸新鮮之刺戟。庶隨外物之來集，而因應無方，則聰強日增，克享遐齡。非然者故步自封，動以早衰為口實，是其人對於老耄之魔鬼已宣告降伏，雖欲不求精神之萎縮，奚可得乎？

十六　老年人精神養生術

吾人自六十以上，花甲既週，肉體上各機官既日趨衰弱，精神界之能力，自不得不與之俱衰，斯時統稱之曰老年時代。然就實際論之，凡精神之作用，無論年齡若何增進，仍能永久發達，決無限制。況此時血氣既定，情慾自息，無復有少年時斲傷生機之危險。且克己力與判斷力，亦視少年時為強，不復為浮囂之情所蔽。是精神作用，反視前而益進，老云乎哉？

惟此時精神養生法，與中年人不無稍異，即日常宜為有趣味而可樂之事，恒抱一樂觀主義，或肆力於學問，或委身於社會，終日孜孜兀兀，一若不知老之將至者，則寸衷既毫無罣礙，軀殼自日即於健康。

瑞士富萊爾教授嘗論老年人精神養生之法有三要事：

（第一）即偏持樂觀主義，無或背離；

（第二）勿就往事及已死者時縈心曲；

（第三）勿因腦力緊張，停止活動。

若更能遊山玩水，蒔花弄鳥，賞心行樂，驅除煩惱，則必能使精神永久強健，無異少年。謂余不信，請嘗試之。

第二編　各體養生術

一　概論

集細胞而成組織，合組織而成器官，萃器官而為全身。細胞組織，失其常度，其部之器官，輒因而受病，器官受病，則全身胥不得安矣。故言生理衛生學者，必先從組織學入手，以次及於各器官之解剖。雖然細胞也，組織也，其為體，極么微，非假顯微鏡之力，不得而窺見，況種類及構造，異常複雜，執途人而詔之，鮮不瞠目而咋舌。本篇為一般普通人設法，略就各器官日常應注意之點，一一加以說明。語云：「上士治於未病。」若必待病勢既成，始行求醫覓藥，是猶盜已張揚而去，乃從事於設防；甑已破碎崩裂，始著手於補綴，謂非至愚而何？

二　脊柱彎曲預防術

間嘗涉足於五都之市，見夫各色人種，紛至沓來，若者為白色人種，若者為黃色人種，肩摩轂接，習與居處。然試一檢其體格，則彼方挺胸突腹，昂藏若千里之駒，而我則屈背彎腰，傴僂如待死之囚，非造物主故予彼以昂藏，而畀我以傴僂也，夫亦由於平時防護之不周，乃致此畸形耳。考脊柱彎曲之症，約分二種，向前者謂之駝背，向左右者謂之彎腰。溯其原因，全由於學校生活及工作時，桌椅等不得其當，積久乃成此怪象。充其疾害，微特有損觀瞻，且使胸部壓迫，肺葉鼓動減少，肺活量漸狹，足以養成最恐怖之肺癆症。預防之法，宜於幼童入學之際，量其腿之長短，而定椅之高低，量其眼與書之距離，而定桌之高低。平時為教員者，尤宜矯正其坐立之姿勢，或予以適當時間之休息法，或於教室中實行二分間體操法。其係近視眼者，因目力不足，往往讀書作字時，將頭部指近書物，久之遂成上述之畸形，即宜驗其目力，予以適度之眼鏡，凡此皆預防脊柱彎曲之方法也。

三　胸廓狹窄預防術

胸部狹窄，其害無殊於脊柱彎曲。此症女子多於男子，因男子服飾，近時多流行寬大之式，因此使胸廓得自由發展，肺活量亦因以增加。若我國女子，以乳峰高聳為非美觀，故凡青年女子，多於胸部施以抹胸，或服緊身半臂，務使雙乳不為人所見，卒至胸部變窄，血行阻礙。況女子呼吸法，與男子略異，男子呼吸兼賴腹部，女子則專賴胸部，故胸部受壓，肺臟萎縮，呼吸困難，必至危及生命。是不啻戕賊體軀，以供人之流盼也，其愚孰甚於是！至於西洋婦女之束腰，使胸廓下部之肋骨異常壓迫，腹部內臟亦間接受其影響，其貽害之烈，更甚於吾國婦人，而習俗相沿，恬不為怪，亦可見移風易俗之事，固非一朝一夕間，所能奏其效者已。

四　足形不正預防術

我國婦女，以前之惡俗，莫甚於裹足，其關於此事之弊害，前賢已論列綦詳，無待贅言。今則除腹地諸省及僻壤遐陬外，裹足之婦女，殆已不經見，不可謂非吾國女子衛生上一大改革也。而抑知吾國習慣上，尚有一種惡俗流傳其間，即無論男女，皆喜約其足趾，使尖削如春筍，以為美觀也。論其弊害，雖不逮裹足之甚，然壓迫血行，阻止足趾之發育，使行路時不能穩健，則與裹足之害，相去奚若。欲矯正惡習，首在改良履式。夫合理之美觀，在保其天然姿勢。天之生人也，顱則圓之，趾則方之，統歐亞非美各色人種，殆無不出於一爐。

今乃矯揉造作，纖其雙趺，自詡美觀，是何異蠻荒之人壓其頭顱，使成扁形，以為美乎！且左右之足，其我各異，製履者自應順其天然之姿勢，予以適當之形式。以前我國男子之履，大都左右同式，向無區別，以致童而習之，遂漸失其本來之形。古有削足適屨之說，今之履式，其去削足之行為，亦僅一間耳。故余以為，今後製履之法，宜展紙一方，以足踏其上，周畫其形，然後按圖製成，俾足趾及其他各部不受約束壓迫之害。又男子宜廢去裹腳布，女子宜廢去束帛，則畸形既去，真美自見。世有改良風俗之責者，幸勿視此為區區小節，謂不足以引起吾注意也。

五　骨骼折斷預防術

骨骼之成分，分動物質與礦物質二種。動物質為膠質，西名直辣丁。礦物質為碳酸石灰與磷酸石灰等。此二種成分之配合量，隨年齡而有改變。當幼稚時代，富動物質而少礦物質；中年時則略相平均；一屆老年，則動物質漸減，而礦物質增加。故少年時骨多柔韌，老年人多堅脆也。惟因少年時骨多柔韌，故雖有意外跌撲損傷，決無骨折之虞。

若老年人骨既堅脆，故一受劇烈之損傷，其骨即被折斷，且療治頗難，其受傷最多之部，為臂部及腿部等處長形之骨。故凡老年人，欲預防骨折之患，宜隨時留意運動，凡提舉重物、急劇競走、從高躍下等舉動，切勿輕於嘗試，否則一經受傷，即成殘廢，而受累終身矣。

六　關節脫臼預防術

人身全體由二百餘枚骨片組成，其骨與骨相銜接之處，名曰關節。每骨之端，附有關節軟骨，以防摩擦。關節面之周圍，更有囊狀韌帶連合之，性極強韌，使兩骨不致脫逸。其內更被以滑液膜，分泌黏滑，使之滑澤，故苟能合法運動，則猶之車軸回轉，決不至變其位置。

然或因運動過劇，致韌帶挫折或扭轉過甚，或附著處受傷，則即有脫臼之患，其害無異於骨折，苟不善為治理，必至釀成殘廢。

故無論男女老幼，平時切戒劇烈運動，凡不規則之遊戲，過度之引伸，及直接撞撲關節，間接衝突遠處等事，悉宜避去，以防脫臼。如既已受傷，急宜延醫速治，並於傷害未痊之時，仍宜靜養，切不可任意運動，致成不治之症。

七　筋肉本質強健術

筋肉占全身之大部分，其構造略同於無數強韌纖維，組合而成一大索，故欲觀其筋之收縮力健強與否，可視其橫斷面之大小與纖維數之多寡而定，即筋之橫斷面愈大、纖維之並列數愈多者，其舉重之力亦愈增。

在普通男子，兩手握力略為七十基克（計算筋力之單位），其牽引力略為一四〇基克，負擔力略為自體之重之二倍；女子視男子約須減去三分之一。又中等男子，一日八時間得營為之中等動作量，為二十八萬八千千米，即每一秒時之動作量，為六・三至十千米也。欲使筋肉機能增進，第一在於時時為適宜之運動。因運動之時，筋肉中之血管膨脹，血液流通充足，可以滋養筋肉，使之發育也（運動方法參觀第八篇運動養生術）。又筋肉機能之強弱，常視其服食之藥物而異。如常服水銀鉀鹽類「實芰答利斯」等，其筋肉必漸陷於衰弱，甚或使其機能停止。反之如常服「軋里哥琴」、「潑羅托林」、「布斯卡林」、「克利阿琴」等，則能使筋肉強健，增進其收縮力。蓋此等物質其主在分為糖與脂肪，能於人體活動時，發生生活力，其功用無異碳水之於鍋爐，若僅食蛋白質，雖亦能發生動力，然以視糖與脂肪，則不可同日而語矣。

八　筋肉伸縮活動術

凡人心思愈用，則愈臻於靈妙，筋肉亦何獨不然？試觀善書者一日間能作楷書萬餘；音樂家能口唱樂歌而手按琴弦，無論其樂譜若何變化複雜，決無謬誤之虞；

演說家於大庭廣座之間，能高談雄辯，洋洋灑灑，口若懸河，舌泛蓮花，而不虞匱乏；雕刻家能鏤目力所不能及之細線，若是者何也？夫亦由於平時筋肉習練之純熟，故動作之間，自能伸縮活動，不假思索耳。

此外，凡需用筋肉之技術，苟欲使之臻於靈妙境界，必積年累月，練習既久，乃始有成。淺見者流，每習一藝，即欲以一朝一夕之功，立奏其效，甚或淺嘗即止，中途拋棄，既無恒心，又乏毅力，如是而欲望有藝之其成，庸可得乎？《孟子》曰：「梓匠輪輿，能與人規矩，不能使人巧。」夫所謂巧者，即不外筋肉伸縮臻於活動之境耳。

九　清潔皮膚足以催進代謝機能

吾人全身之構造，無殊一鍋爐與機件。機件之動作，全由於鍋爐內動力之發生，而鍋爐動力發生之原，為碳與水，夫炭水將盡，宜從事添加固矣。然苟徒知增加燃料，而於燃燒後之果成物，不知排而去之，則必至灰分充塞於爐內，其結果非至燃燒停止、動力消滅不可。吾人生活時，能營種種活動，其理亦何以異是。故知種種食品，即發生動力之燃料也。存積於體內之碳酸氣、水分及其他老、廢物等，即燃燒後之果成物也。凡欲維持其生活力，固不能中止食物之攝取，而尤不能一任碳酸氣等之存積。必新陳代謝，一出一入，無或間斷，夫而後生命乃得以保存。

司此新陳代謝機能之器官，曰肺與腎。肺以排泄碳酸氣及水分，腎以排泄其他老廢物及水分、鹽類等。而皮膚乃介於二者之間，補助肺、腎二官，兼司有事。肺與腎一旦受病，其影響未必及於皮膚。若皮膚失其排泄作用，則肺與腎必交受其病，故善言養生者，必時時清潔皮膚，勿令垢膩堆積，致毛孔閉塞，失其功用。清潔皮膚之法，第一為入浴，第二為易衣，其詳俟以後陸續論之。

十　鍛鍊皮膚足以抵抗風寒感冒

皮膚包被全身筋肉之外表，功用不可殫述，其尤要者，則抵抗外來之感冒也。凡皮膚不強固者，其人必不能耐外界溫度之急變，偶感風寒，即易起感冒之疾，甚或感染種種傳染病毒，為患尤不可勝言。欲使皮膚強固，全在實地鍛鍊。鍛鍊之法甚多，（第一）宜於幼稚時，養成耐寒習慣。常見吾國家庭中育兒之法，對於幼兒衣褲，重重裹紮，惟恐不暖。至於富貴之家，則年未及歲，即衣以重裘，以故皮膚異常薄弱，一出門外，即罹感冒。種因如是，結果固宜然也。（第二）宜於每日早起時，以冷濕布巾拭擦全身。（第三）宜行冷水浴（詳見後）。（第四）宜於冬春時氣候極冷之際，時為野外旅行或體操，不可稍存畏葸之念。以上各法，若能逐漸練習，不求速效，亦不稍間斷，行之久久，自能增進抵抗力，永無感冒之患。

十一　熱水浴之方法及功效

浴身之法甚多，就其浴水之溫度言之，則有熱浴（攝氏四十度至四十五度）、溫浴（攝氏三十四度至四十度）、微溫浴（攝氏二十八度至三十四度）、冷浴（攝氏二十度至二十八度）、寒冷浴（攝氏十度至二十度）等之殊。就其浴法之差別言之，則有全身浴（頭部以下全身沒入水中）、半身浴（心窩以下沒入水中）、坐浴（腰部以下沒入水中）、局部浴（例如洗足）等之分。

諸種浴法雖異，可各就其目的之所在，任擇一種行之，而要以熱浴為最有損而無益，若非經醫家命令，切不可時時行之。因熱浴之時，往往能使腦部充血，間或有因血管破裂而傷其生命也。

至溫浴，對於生理作用，能令血管擴張，血行增速，汗液蒸發，脈搏及呼吸增加，可於晚間臨臥時為之，使血液不集於腦部，一就枕即得安眠也。又如當劇烈運動之後，血不養筋，致各部酸痛者，亦可用溫浴法療之。至微溫浴，對於生理作用上無特效，其目的無非在去其垢膩而已，可於午後或臨臥時行之。

十二　蒸汽浴之方法及功效

蒸汽浴者，利用水蒸氣浴身之法也。其法盛行於土耳其與俄羅斯間，先令浴者入溫室中，使發微汗，其溫度略為攝氏四十五度以上；繼入暖室，溫度須在攝氏六十度至七十度之間；復次入熱室中，其溫度更高，約在攝氏八十度以上。
於時浴者全身出汗，恍同雨浴，乃出熱室入溫室，以肥皂遍塗全身，更用軟刷刷之。刷畢乃淋以淨水，以毛巾拭乾之。此法能治癒筋肉之酸痛。又感冒初起時，及慢性風濕痛、乾咳等症，皆可用此法療之。

十三　冷水浴之方法及功效

冷水浴之利益，近人已有定評，惟未經實行之人，往往聞而卻步，則以未得其法耳。初習冷水浴者，宜先試行於夏季，自後背秋涉冬，仍繼續行之，則自能養成一種習慣。或將浴水溫度，漸次減至攝氏二十度以下、十度以上，亦無不可。
如在冬季學習者，宜於早起時，裸其全體，用乾毛巾遍擦各部。至三四日後，自能裸體而不畏寒，乃始改用毛巾浸於冷水中，絞乾後用以摩擦全身。再閱一星期，如並不覺困難，乃再改用手巾蘸冷水，無庸絞乾，即取以摩擦全身，更以乾毛巾摩擦之。如仍不覺困難，則再經二三星期後，可改用小杓盛冷水，先灌溉頭部，次及於手足與脊背，次及於全身。更閱數星期後，始可實行入冷水盆浴法。

惟入浴之初，切不可全身沒入水中，宜先將兩足入水，以次及於膝部，乃以手巾蘸冷水浸潤全身，最後乃全身沒入，則自無血管破裂之患。又入浴時間，不可過久，最多不過五分鐘。出浴盆後，即用乾布竭力摩擦，俟皮膚現微紅色，毛孔中發出蒸氣為度。

冷水浴之目的，不僅在於除去垢膩，令皮膚清潔而已。其最大之功效，尤在於鍛鍊皮膚，俾由柔弱而漸臻於剛強，能抗抵外圍寒暑之急變，而不受感冒。況冷水浴者，先收縮皮膚，刺戟神經，因以使內臟各器官呈興奮狀態。次因用力摩擦，又足以催進血行，使循環器日臻於強健，其在神經衰弱、常患頭痛眩暈、記憶力與思考力減退者及患遺精與陽痿者，行之尤有偉效。

況行冷水浴者，不必購置器械，又所費時間亦甚短促，僅用毛巾二條，浴盆一個，隨時隨地，即可實行。吾人亦何憚而不為乎？

十四　海水浴之方法及功效

海水浴之時期，以七八九三月最為適宜，每日一次，每次約自五六分至十分間，不可過久。其時間，在強健者以午前為佳，虛弱者及小兒，則宜於午後三四時行之，因海水之溫度，大抵午前較低，而午後較高也。惟食事前後一、二時以內，及空腹與醉後，切不可行。

其地點之選擇法，亦視其人之體格而異。凡體質強壯筋肉發達之男子，固宜就大海沿岸行之。若係體弱者以及婦人、小兒、老年等，則宜擇港灣之處，氣候溫和，空氣清潔，波平浪靜，鹽分較多之地為佳。

入浴方法，宜先以絲綿，輕塞兩耳，換服汗衫汗褲，足上之襪亦不必脫去。初次試浴者及婦人、小兒，宜先以足入水，然後將全身漸漸沉入。若係慣行海水浴及體格強壯之男子，則不妨一時將全身浸入水中。浴後再以清水淋洗，乾布摩擦，以皮膚現潮紅而止。浴畢或臥於海濱沙地，暫行休息，或散步海濱，憑眺風景，飽吸新鮮空氣，散除胸中鬱悶，皆為海水浴者必不可少之事。其在天氣酷熱之時，更宜戴白色草帽與藍色眼鏡，以防強烈之日光直射於腦部及兩目。

海水浴之效益甚多，

第一，因海水中含有鹽分，能刺戟皮膚內之末梢神經及血管，使之興奮；

第二，因海水有奪溫作用，能使皮膚之血管，因驟受寒冷而收縮，繼因反動作用，轉使血管擴張，血行增速；

第三，因海波之衝激，無形間能令筋肉增進伸縮力，且同時體中氧化作用旺盛，老廢物增加排泄，新陳代謝機能亢進，呼吸因以深長，肺臟之動作自能潑活，心臟之收縮力亦日趨於強健；

第四，大海之濱，大都風色雄大，波濤洶湧，習於海水浴者，其精神氣魄自能日進，雄武膽力亦因此而養成。況海濱風景，異常優美，遊覽一周，更足以怡養性情，增進愉快。

由是言之，海水浴之效益若是偉大，此歐美及日本諸國，所以不論男女老少，競以是為身心強健之唯一方法也。

十五　溫泉浴之方法及功效

溫泉浴為療治諸病方法之一，其效力雖視泉中所含成分及溫度而異，然與其所在地之氣候地質，及浴者之身體、運動精神作用，暨浴法飲用法等亦頗有關係。苟上記諸條件，不得其宜，恐難期奏效。茲略記其方法如下：

（一）時期以五六七八九等月最為適當，若在暖地，則可自四月起至十月為止。冬季時，雖亦可行溫泉浴，惟須慎防賊風之竄入。

（二）溫泉浴時日之經過，雖無一定，然通常的為三星期，間有連續至六七星期者。

（三）每日入浴次數，視其病症而異，通常老年人約一日一二次，壯年人則日二三次。其時間以上午八時至下午一時為最良。若有時氣候寒冷，恐有感冒之虞，可於晚間臨臥時行之。至每次入浴時間，雖視其溫泉之性質及病狀而不能一律，然大都自十分至五六十分。若其水溫度過高或過低，則決不可超過十分時。

（四）溫泉溫度以法倫海特氏九十八度至百度最為適當，如嫌過高，不妨待其稍冷後，始行入浴。切不可和以常水，使藥量稀薄。

（五）溫泉飲用之量，亦視其病症與泉中所含成分而異。惟初時概服用少量，逐漸增加，至一日服用五六百克為止。其飲用時間，以早晨及夕間空腹時為佳。飲用後，並宜逍遙散步，為輕微之運動。

（六）凡行溫泉浴者，宜堅守各種攝生法，最忌者為暴飲暴食，及房事過度等。

溫泉浴之目的，非以清潔皮膚，而專在於療治各病。惟其中所含物質，未必盡屬同一，故患者宜視其病症加意選擇之。

如患腸胃炎症及消化力衰弱者，宜選用食鹽泉；皮膚有微生物寄生者，宜選用硫黃泉；體質衰弱者，宜選用碳酸泉；患貧血症者，宜選用含鐵泉等是也。

世界中溫泉最多之國，為義大利及日本，因溫泉本由火山而來也。我國溫泉本屬無多，而邦人又昧於衛生知識，未經設備，良可慨已。

十六　日光浴之方法及功效

晴天日光明美之時，吾人裸體處於其中，為時自三十分至一點鐘，是名日光浴。其法當春冬二季，宜在午前十二時至午後二時間行之。夏秋二季，則在午前十時至午後五時間行之。其地點不論何處，苟能空氣清潔，即為適宜。其方向尤以南向者為佳，此時並宜兼習體操，或行種種運動。浴後再以冷水摩擦全身，則其所得功效，視他種浴法更為偉大。

據近時醫家所證明，謂凡患脂肪過多症（即肥胖病）、尿崩症、慢性胃病、萎黃病、貧血症、神經衰弱、濕疹及各種皮膚病，皆可用日光浴療之。而於患肺癆者，尤有偉效。蓋肺癆無絕對特效之藥，全恃食慾增進，消化強盛，始得戰勝病魔，使退處於失敗之地。

日光浴之效益，即在於催進血行，使消化力日臻強健。況日光有殺滅黴菌之強力，無論何種黴菌，苟曝於日光中，數小時後，無不即行死滅。故今日利用此法，治癒重症之肺癆症者，已不一而足。惟初行此法時，心臟往往擴張，兼發黏膜炎、肺尖炎、肋膜炎等症，且胸痛頭痛，反較沉重，患者切不可因此即生疑慮，半途中止。苟能繼續行之，一二月間，必有奇效可觀，謂予不信，請嘗試之。

十七　牙齒養生術

食物入口時，其第一步消化機關，即為牙齒，故牙齒若有疾患，腸胃亦不得不受其影響。保證牙齒之法，第一在使之清潔。常人洗刷牙齒，一日間恒為清晨一次，其潔淨之時間，按之實際，不過數分時。

因牙齒不潔之原因，為食屑堆積於齒縫間，若僅清晨洗刷一次，則一日三餐之後，其食屑必永久黏附於其間，加以外來之細菌，藉此為窟宅，孳生繁殖，久而靡已，終至化生酸液，侵蝕齒質，或為齲齒或結成齒石，損傷牙根，剝蝕齒齦，使牙根動搖，齒齦腐爛，種種齒病，緣之而生。欲除此患，非於早起時及每食之後勤加洗刷不可。而臨睡之時，能洗刷一次，其效亦甚大。

又包被齒質表面之物，名曰琺瑯質，其質堅緻潔白，不易損壞，然或驟受寒冷及酷熱之刺戟，或常用金屬牙籤剔除食屑，亦難免不受損壞。若此部受傷，齒質即失其掩護，剝蝕脫落不旋踵而至，此時即延牙醫填充鑲補，尚何及哉？

十八　牙粉選擇術

使用牙粉之目的，在磨去齒垢使之潔淨，非徒為令其晶瑩如玉，藉壯觀瞻已也。今人對於此事，能瞭解斯義者，固屬不鮮，然亦有專注意於齒質之潔白，而忘其本來之目的者。而奸商狙儈，又復以劣材製作種種牙粉，美其名曰衛生，往往令用之者琺瑯質受損，是未獲其益，先蒙其害也。

選擇牙粉之法，以細質者為佳，若有粗粒摻雜者，務蠲去之。其所用材料，以碳酸鎂及沉澱碳酸鈣為主成分，並略加芳香品及薄荷油等以助意興。若牙粉之中，能和以消毒防腐藥如石碳酸等，則更能撲滅細菌，使牙質永久牢固。

十九　牙刷選擇術

牙刷為日用必需之品，其質料之優劣，與齒質有關係。選擇之法，宜取其剛柔適宜，疏密得中者用之。且與其剛而密，毋寧柔而疏。蓋柔而疏者，其害不過不能刷盡垢垢，若剛而密，必致壞琺瑯質也。

又牙刷不宜過寬，否則洗刷時，易致損及牙齦。

二十　牙痛立止術

牙痛之原因，多為齲齒及寒熱等之刺戟，根本治法，宜急延牙醫拔去患齒，殺滅其神經，再用金銀或陶士等填充齒腔。若為急則治標之法，欲立去其痛楚，可向西藥房購「克里亞蘇脫」薄荷油、「哥囉仿謨」等適量混合，以棉花搓成小團，浸入液中，取出塞於齒腔內，其痛立止。

二一　煙酒咖啡能令心臟衰弱

心臟為發血之原，其責任最大，平時宜使之緩急得中，不可濫用興奮藥，時時刺戟之。煙葉中含有「尼可青」，酒類中含有「阿爾可爾」，咖啡中含有「咖啡因」，皆有刺戟心臟機能之力，使之興奮。在嗜酒吸煙及喜飲咖啡者，當其始時，覺心機亢進，血行旺盛，精神倍形充足，未嘗不視此等嗜好品為提起精神之良藥，然其結果，往往因興奮過度，心臟轉陷於衰弱，伸縮力漸弛，卒至失其發血收血之效能漸就於痲痹。況飲酒過度，能將血管筋壁變成脂肪，使腦部血管破裂，發中風症而死，其為患不可勝言。吾人亦何苦以此等毒藥視為膩友，沉溺其中而不悟乎！

二二　血行留滯有妨各體發育

血液循環，全身先將滋養料，分給於各體。次又將堆積於各組織間之老廢物，運之而去，使排泄於體外，如是周流無端，新陳代謝機能，乃始得賴以維持於不敝。故譬之國家，吾人全身之血管，實一種運輸貨物之鐵道與河流也。苟鐵道與河流間，一旦交通斷絕，則貨物鬱滯，各地方即感種種困難。若血行留滯，其有妨於各體之發育，亦奚待贅言。

欲去此障害，平時宜戒服狹小之衣服，及束縛肢體。至如日本人之屈膝踞坐，歐美婦人之束腰，皆足令血液不能自在流行，大悖養生原則。寄語友邦人士，其亦知起而革除之乎？

二三　動脈管出血急救術

動脈管深藏於筋肉之內，平時本不易受傷，然或因受創過深，致動脈管破裂，則血液汩汩流出，其色異常鮮紅，一時無從制止。急宜取棉紗及脫脂棉，團成球狀，緊壓創口，或在創口上部，先墊以橡皮管或其他彈性物，次以巾布緊緊裹紮，壓迫動脈幹，絕其流出之源。如前膊部出血，則宜裹紮上膊；下腿部出血，宜裹紮上腿是也。惟頭部及頸部出血，宜施以指壓法，因此二部皆無法施以裹紮也。

指壓法者，謂擇取動脈管之通路，以指向骨面強壓之之法也。如頭部出血，宜略傾其頸項，而於氣管外側胸鎖乳頭筋內緣之部，用拇指向脊椎部強壓之；上膊部或腑窩出血，宜於頭部之下、鎖骨之上，有凹窩處，用拇指深向於內面之下方，用力壓迫之；手及前膊出血，則可於上膊之內面，在皮膚之深溝處，用手固握之，並以指頭強壓上膊動脈之幹；下肢出血，則可於鼠蹊中部之下，用左右拇指壓迫之。

二四　靜脈管出血急救術

靜脈管多在皮層之下，係由身體各部漸次集合為輸送血液於心臟之管，其受傷較多於動脈管，惟危險則較少，血液流出之狀，極為平等，不如動脈管破裂時之噴薄而出者，其血色為暗黑。

急救之法，宜先用石碳酸水或薩里矢爾酸水等洗淨創部，然後貼以脫脂棉，施以綳帶足矣。

二五　微血管出血急救術

微血管佈滿身體各部，形細難見，偶受微傷即破裂出血，惟其量不多，故有時雖不加施治，亦能就癒，因血中含有一種纖維質，本有凝固之性也。如血出不止，可用橡皮膏貼之。世俗婦人對於小兒出血，常喜用壁蟢之巢及蓬塵等貼之，以為有止血之偉效，殊不知此類物體最為污穢，且往往有各種細菌，繁殖其中，偶一不慎，輒易釀成痙病，以致全身發熱，軀幹強直而搐搦，終至致死，則因破傷風桿菌，由創口侵入而致之耳。

二六　貧血家日常營養術

血液為人身至寶，宜極力保護，常令充沛於全身，而無不足之患。然或因平時營養不良及出血過多，婦人生產或瘧疾、赤痢之後，往往皮膚及黏膜呈蒼白色，赤血球逐漸減少，是名貧血症，苟不善自攝護，必致全身衰弱，遂成不治之症。

補救之法，宜改良食物及生活法，常浴於含鐵及碳酸之礦泉中，或行海水浴。食物宜擇多含蛋白質者，並日飲牛乳一升。食時尤宜規定內服人造血（即海摩軋羅並）及鐵劑（服此種藥物時，宜戒除茶類。因茶中含有單寧酸，易與鐵質接合，變成不消化之物，而失其功用也），四五月以後，必能復其常度，而顏如渥丹矣。

二七　血液清潔為百體強健之基

血液關於人身之重要，既如前所述，然苟不能清潔，猶無益也。鑒別血液之法，以碳酸氣與氧氣成分之比例及有無毒質為衡。大抵所謂新鮮之血液，其氧氣之含量平均為百分之十七容量，碳酸氣則約為百分之三十容量。若在污濁血液，其氧氣僅含有百分之六容量，甚或全無之。碳酸氣則佔有百分之三五乃至五三容量。

至毒質之發生，多起於食物及藥物之中毒，其害能令各組織失其興奮力，而歸於麻痹。故無論體中屬於何部之器官，全賴新鮮血液時時灌注，則其間氧化作用旺盛，百體自臻於強健。否則碳酸鬱積於各組織間，上侵腦部，必致頭痛眩暈，精神萎頓更何有強健之望哉？

二八　空氣新鮮為血液清潔之原

吾人每日間營養之原料，食物與空氣二者並重。然斷絕食物至數日，猶可不至死亡，若斷絕空氣繼續至五分時間，即不免窒息而死。蓋空氣中含有一種物體，與吾人生活上刻不容離，即所謂氧氣者是也。考氧氣之入於組織，全由血赤質（即海摩軋羅並）為之媒介。當血液由各體組織集成大靜脈而還歸於心臟右房也，其時已含有碳酸氣極多，氧氣甚少。由右房下於右心室，更由右心室發出於左右肺動脈，與肺臟內新吸入之空氣相接觸，血赤質即吸收其氧氣，與之化合，同時並放出碳酸氣，使排泄於體外。此時暗紫色污濁之血液，乃一變而為猩紅色新鮮之血液矣。更還流於左房，下於左心室，再由左心室，經大動脈分佈於各組織間，即將吸收之氧氣，隨時隨地放出，並吸收其碳酸氣，再還流於心臟。如是周而復始，如環無端，故血液常得保其清潔，而生命乃得維持於不敝。

故動靜二脈管，猶之交通機關，而肺臟毛細管，則一氣體交換之市場也。至空氣之新鮮與否，全視氧氣與碳酸氣含量之多寡，於下章詳述之。

二九　碳酸氣對於生命之毒害

凡新鮮空氣，其各氣混合之比例，每百分中氮氣約佔有七十九分強，氧氣約占二十分弱，碳酸氣約占萬分之四，其餘則為水蒸氣及其他氣體。若一經呼吸，其成分即有改變，即呼氣中氮氣之含量雖如舊，而氧氣量則降而為百分之十六，碳酸量則增至百分之四・三八。若室小人眾，呼吸頻繁，更益以燈燭煤炭等之燃燒，其間碳酸之發生，殆難數計。

據生理學家考察，謂空氣中碳酸含量，若增至萬分之七，即能使人感覺異常，發頭痛眩暈嘔吐等症。若其量更多，則其為害亦愈烈，甚者呼吸困難，胸部苦悶，心悸亢進，血壓增加，脈搏遲徐，間亦有卒然倒地而死者，是名碳酸中毒。故凡群眾聚處之地，必多闢窗戶，使空氣得自在流通，方能免此毒害。至古井、洞穴、窖室、釀造場等處，尤為碳酸叢積之所，更不宜輕入。

三十　栽培花木能使空氣潔淨

空氣中碳酸之發生，既日積月累，宜其充斥於宇宙間，使吾人不能一日生存。乃徵之實際，其混合之比例，初無改變者，則以時被吸收於植物故也。蓋凡植物之葉，皆含有一種葉綠素，其功用能吸收碳酸氣，藉日光之力，分解之為碳氧二物。碳又與莖幹中之水分等化合，構成小粉、糖類、蛋白質等，以為本身之養料，氧則由葉孔放出，仍還於空氣中。如是交相補助，動植二物乃能生生不已，並峙於天壤之間。吾人試散步森林中，輒覺神清氣爽，胸襟為之一快，即因其氧氣充積，血液乃隨而清潔也。

故明於養生之理者，其家宅之周圍及庭院中，必雜植花木，使之蔥蘢可悅，紅瘦綠肥，蓋非徒為觀賞計也。惟一至日落之後，或當開花發芽之時，則吸氧吐碳，無異吾人，故臥榻之旁，羅列花卉，佈置盆盎，亦非計耳。

三一　擁爐徹夜不啻製造毒素

時屆冬令，氣候酷寒，繒纊無溫，衾寒於鐵，於是臥室之中，乃不得不燃薪炭以取暖。在南方氣候稍溫，或尚無借乎此，若東北之滿洲、西北之甘新等省，冰天雪窖，墮指裂膚，苟非此物，何以尋好夢而入黑甜。

惟熾炭於爐，必注意室內空氣之流通，或改良爐式。俾碳酸氣得悉由煙囪流出，不致洋溢於室中，始可無患。

在北方居民，常有因夜間熟睡時，未及注意於炕床中氣體流通之路，致中碳酸毒而斃者，歲有所聞。而西洋各國之貧民，一年中斃於斯者，尤指不勝屈。況暖爐中熾炭之時，因燃燒不能十分完全，並發生一氧化碳，此氣視碳酸氣尤毒，一經肺部而入於血內，即與血赤質結合，將赤血球破壞，使血液凝固，顏面忽現青紫色，終致心臟麻痹而死。愛惜生命者，其亦知所檢點也乎。

三二　咳唾地上何殊拋擲炸彈

肺癆為最可恐怖之疾病，一經感染，極難治癒，世界男女，年死此症者不知凡幾。而考其病原之所在，則為一種細菌（結核菌）侵入肺部，漸次發育繁殖，致肺之全部，生大空洞，遂致斃命。其傳染之媒介物，為患者之痰沫。嘗有人考察，患肺癆病者之痰沫，每一塊中，其細菌之數約在三億萬個以上。

邦人習慣喜吐痰於地上，無論污穢狼藉，室中有不清潔之害，倘痰中含有此種毒菌，不及覺察，則一經乾燥，即隨塵埃而飛散於空中。吸入肺內，蔓延滋長，即成肺癆。我國家庭中，嘗有其父或母因患此症而死於是，其闔家之子女孫媳，亦必致同病相憐，甚或有不數年間，而一家俱盡者。

與言及此，則是吐痰地上，其危險何殊拋擲炸彈，為一網打盡之計乎？故無論何人，宜將咳出之痰，入於痰盂中，切不可隨意吐於地上。若自知有肺病者，尤宜將咳痰用石碳酸、升汞水、生石灰等，行嚴密消毒法後，始棄之於便所。其在公眾場所，眾人聚集之區，尤宜多設痰盂，並盂中常置消毒藥。果能人人注意於是，則所謂結核菌者，將盡被殺滅，更何從肆其毒焰以貽害於人類乎？

三三　眼部養生術

眼居五官之首，關係一生之否泰極大。眼部失其功用，則其人無殊於殘廢。且眼部之構造，極精微而受病亦最易，故非慎為將護，往往禍生不測。茲述保護法一斑如下。

（一）讀書習字及執業時，光線宜令從左方射入，其由前後方或右方射入者，皆為不適；

（二）眼覺疲勞，即宜遠眺野景，或閉目休憩數分鐘；

（三）字跡過小或紙質過於光澤潔白之書籍，不宜多閱；

（四）日光之下及昧爽黃昏，光線微弱之時，又燈燭動搖，光線不定之處，皆不宜讀書習字，及為刺繡、裁縫、雕刻等細工；

（五）舟車之中，顛簸不定，眼與書籍之距離亦時時改變，若任意觀書，必致調節肌異常疲勞；

（六）日體及積雪與強度之燈光，凝視稍久，必至視神經因刺戟過劇，誘發種種目病；

（七）大風揚塵，煙焰蔽天時，宜御眼鏡或眼罩，以力避其刺戟。

三四　眼鏡選擇術

眼部因水晶體凹凸之過度，於是有近視眼與遠視眼之分，苟不假眼鏡之力輔助之，則視物不明，無異盲者。惟同一近視眼或遠視眼，其間亦大有階級之懸殊，故欲配眼鏡，非先經眼科專家檢查其視力不可。視力之標準，以距離在二十英尺以外，能明視一生的米突見方之字，其筆畫之粗細為五分之一生的米突者，為健全之眼。若不能達此境界，即不得不用眼鏡以矯正之。惟當受驗之時，稍患近視者，往往得借其水晶體與瞳孔調節之力，仍能明視，故眼科專家常滴入放瞳孔藥水（如硫酸「亞篤魯賓」氯氫酸「考卡音」等），先去其調節之力，然後再施檢查，則所患之病畢現，即可知應用何種眼鏡。至於遠視眼，多發於老年之人，其調節力既失，自無需再用放瞳孔藥水。

記眼鏡之度數法，以燒點距離（以下省稱燒距）一米（即一百厘）為一D（Dioptrie即一屈折力），有二倍或三倍屈折力者，則謂之二D或三D。欲知以上燒距之方，當以其D數除一百・厘，例如二D燒距二分之一百即為五十厘。

欲測定近視之度，可依其所用眼鏡得之，例如用一D或一・五D或一・七五D之凹鏡者，其視力未能達於$\frac{20}{20}$（二十分之二十），必改用二D及二五D之凹鏡，其視力始得達於二十分之二十，是宜用二鏡中之弱者（二D凹鏡）為適度眼鏡，而其燒距為二分之一百即五十厘，其遠點亦為五十厘。近視眼之階級，以二D二十分之一以下為弱度，二D至六D為中度，六D六分之一以上為強度。

至欲測定遠視眼之度，宜令受驗者立於二十尺距離之外，使注視斯奈爾林氏視力試驗表（儀器館等處有現成者可購），接續用三D四D或五D等凸鏡試之，其視力皆得二十分之二十。若用六D凸鏡反覺視力減退者，則以五D凸鏡為適度眼鏡。

而其燒距為二分之一百＝二十厘，則可知其眼之遠點在二十厘之後方也。

近視眼鏡選擇法在弱度者（即二D以下），若需觀察遠方之物體時，宜用矯正眼鏡，其在平時則不用眼鏡亦可；中度近視者（即二D至六D者）則當遠觀時，宜用矯正眼鏡，近觀時可用弱度眼鏡。惟按之實際，必如是時時換用，未免過煩，故不若擇遠近兼用之眼鏡用之，例如平時需用六D之矯正眼鏡者，可減去一二D而採用四D或五D之眼鏡。至強度近視（即六D以上者），在常時宜御近用眼鏡，若需遠望，則宜兼用補正眼鏡，例如八D近視者，宜以五D為常用眼鏡，以三D為補正眼鏡是也。遠視眼鏡之選擇法：

（一）患者對於讀書做工時，如覺眼睛疲勞，其先檢定其遠視之度與以矯正眼鏡，使之暫用；如仍覺疲勞，乃始漸予以強度眼鏡，至不覺疲勞而止。其最後所用之眼鏡，即適度之眼鏡也。

（二）若係真正遠視眼，則遠望時亦未必能十分明晰，故宜用遠近兩種眼鏡，隨時更換之。如嫌其繁瑣，則平素用遠視眼鏡，當執行業務事，乃兼用補正眼鏡。

（三）老年人之遠視眼，可視其年齡而與以適當之眼鏡，如下表：

年齡	四十五	五十	六十	七十	八十	九十
眼鏡度	○・五○	一D	二D	三D	四D	五D

三五　理髮時修眼異常危險

常人每於理髮既畢之後，囑理髮匠以圓柱形骨質之桿，捺入眼部，任意撥動之，謂之修眼。須知眼之構造，異常精妙，且最易受損，今乃委諸毫無學識之理髮匠，一任其撥動，苟稍不經意，角膜因而損傷，往往有失明之患。

況理髮店所用之器具，異常不潔，且向不知消毒之法，難免不有各種細菌附著其上，一經感染，受累無窮。夫修眼之事，本非如飲食起居等在所必需，人亦何樂以貴重無價之寶而輕於一試哉。

三六　公共用面巾蘊有病毒

眼病之最危險者，無逾於托拉霍姆（即沙眼）及膿漏性結膜炎，一經感染，輕則視力減退，重則失明。而其傳染之徑路，全由於面巾。近來通都大邑，妓館、劇場、酒樓、浴室，櫛比林立，常以公共面巾，供客使用，無意中即將此種病毒，輾轉傳染。猶憶鄙人於客歲六月間，徇友人之邀，會飲於海上某菜館。酒闌席散，侍者以面巾分授各客，令擦面淨手。鄙人於無意間，未及注意，亦循例為之。詎意回寓後之翌晨，左目即覺腫痛，眼瞼開閉時似有異物竄入其內，即赴眼科專家處，請其診察，乃於上瞼內面之黏膜處，發現沙粒狀之突起甚多，審為托霍姆無疑。幸發覺尚早，約醫治，旬日而癒。

又一次浴於南京路某公司附設之浴池，對坐者為一二十許之少年，時以手弄其陰部，且頻頻顧視不輟，又以面巾不時拂拭。余異而睨視之，則見其龜頭部紅腫異常，乃略與周旋，即探得其病情。

蓋此少年本為一紈袴子，雅好冶遊，遂致尿道中感染淋毒也。余乃勸其速治，免成慢性症，並曉以公共衛生之理，不宜以面巾揩擦陰部，恐致病毒侵入他人目中，釀成失明之症。即此二事觀之，則公用面巾之危險，當不言而喻矣。

三七　耳垢堆積除去術

耳垢一名耵聹，為耳內之腺體分泌者，其成分以脂肪為主，色黃味苦有毒性，其功用能阻止小動物及塵埃等，不令入耳，故實為一種護耳之物，不宜挖而去之。常人每喜於理髮後，令理髮匠先剃去耳毛，次以金屬器挖去耳垢。卒以去之愈勤，而發生亦愈速。

況耳部構造極精妙，偶一不慎，往往傷及鼓膜。且挖耳之器，係屬公用，難免不因此而致感染種種病毒，是則挖耳之法，實未為妥善也。

惟積之過多數月不除，常致壅塞耳鼓，或遇空氣濕潤時，耳垢膨脹，能堵塞全聽道，又能誘起耳聾、重聽、頭痛、眩暈等諸症。

通常療法，滴入油類於耳內以潤之，殊不知油類能令耳垢更形脹大，耳痛增劇，不如改用微溫水，以水節洗滌耳道之為得也。惟洗滌之後，必用棉卷於木製細杆，將耳內全部拭乾，復以棉團暫時封閉聽道之口。

三八　鼓膜受傷預防術

外聽道之底，有一種極薄之膜，為外耳與中耳之交界，是名鼓膜，或名耳膜。因其震動，得傳聲於聽神經而使之感覺。且為中耳之保障，一有損壞，即失其聽覺作用。

至受傷之原因，大抵為金屬尖銳體刺傷，及決鬥時猛擊耳部等所致。又因內外空氣壓力之不平均，與施放巨炮時空氣之激動異常，因以震破者有之。

預防之法，平時不宜用金屬銳體挖耳，又宜加意於耳部之掩護，其在戰陣之時，凡為炮兵者，宜於開炮之時，大開其口，則聲浪之來，由聽道與由斯達氏管（在鼓室與咽頭上側壁之間長三十粍至四十粍開口於咽頭鼻腔之側壁，為流通空氣及排泄黏液之用）內外並送於耳鼓，雙方空氣之壓力既互相平均，則鼓膜自不致受傷矣。

三九　寒氣強烈易起耳聾

寒氣侵入耳中，往往令鼓膜與鼓室起急性炎症，亦有從慢性炎而漸成急性炎者。更有因迷路部發炎，而於倏忽之間，頓成耳聾者。故當隆冬之際，凡遇寒氣凜冽或烈風驟起、瓦礫皆飛之時，宜以棉花搓成小團塞入外聽道，以保護之。

四十　游泳沐浴慎防水入

冷水入耳，易令鼓膜發炎，其症狀為劇痛、灼熱、耳鳴、聽覺不全等。近自海水浴與游泳之風盛行，因之患耳病者，亦逐漸增加，職此故也。凡欲入水游泳及為海水浴者，宜先以棉花搓成小團，塞住外聽道，俾冷水不能竄入耳中。若向有耳鳴之患者，更不宜浴於海水及冷水中，因其有增加病勢之患也。

四一　鼻腔無病肺臟自愈形強健

鼻於司嗅之外，更負有種種重要職務，一曰暖氣。冬季時氣溫頗低，吾人以鼻吸氣，使寒冷之空氣，經凹凸屈曲之氣道而入於肺部時，其溫度已升高若干度；

二曰潤氣。凡過於乾燥之空氣吸入氣管及肺臟中，易刺戟其黏膜，使發生炎症。今使經過屈曲之黏膜道中，則及其入肺時，已占濕度百分之七十五，絕不至有刺戟黏膜之患。

三曰阻擋塵埃及細菌。鼻腔中自短毛錯雜叢生，宛如絹篩，凡外氣由鼻孔吸入肺中，經鼻毛之篩濾，凡氣中所含之塵埃煤灰等，悉被擋住，不得侵入。且鼻腔黏膜之上，更有纖維如絨毛，時時向外煽動，令細菌無從竄入。醫學家嘗檢查鼻之內部，絕不見有細菌之痕跡，殆鼻腔黏液中，含有殺菌之物質歟。

四曰辨別外氣之良否。凡污濁空氣，嘗有一種特異之惡臭，在健康無病之鼻腔，其嗅神經感覺極敏，一遇此等臭氣，即掩鼻而過，力為趨避，故凡有毒之氣體，自無由吸入肺中。雖然欲使鼻腔完成此諸種種職務，必須令其強健無病。強健之法，惟在勤於洗滌，法以石碳酸六釐、小蘇打及硼砂各十二釐、各里司里尼一百滴，溶於蒸餾水六盎司中，臨用時再加熱水對半沖和，將此液用洗鼻器灌入鼻孔中洗滌之，則鼻既健康，諸種肺病自無從發生矣。

四二　以指納鼻病菌即乘機而入

小兒恒喜用指端納入鼻腔中，除去其鼻垢，或戲以金屬竹木等物插入其間，不獨鼻葉與黏膜易於受傷，發生鼻衄血，且指端與竹木等物，常有各種病菌沾染其上，一入鼻中，必致鼻腔不潔，誘起鼻黏膜腫脹等症，故為父兄者，必嚴行禁止之。如因鼻腔乾燥，鼻垢堅凝，不能除去時，可用凡士林或各里司里尼塗之使濕潤，然後除去之。

四三　鼻毛不可除去

鼻腔之有鼻毛，猶聽道之有耳毛，皆為障蔽空氣中之塵埃汙物，以防其深達內部。常人恒喜於理髮時剃而去之，是不啻自撤其藩籬也。且所用剃刀，係屬公用之器，能保其必無病毒沾染於其上乎？

四四　嗅覺宜時練習

動物中嗅覺最敏者，當首推獵犬。考獵犬嗅覺所以靈敏之故，初非天賦，乃全由於獵者之日常訓練，久而始有此成績耳。推之吾人，亦何獨不然？練習嗅覺之法，宜自幼時，即令遍嗅各種具有香氣及刺戟性之物，且即教以名稱性質效用及關於人生之事項，久之自能有觸即感，習知迎避之術。惟久嗅強烈性之香氣或刺戟性之氣體時，不知變更其居處，則亦能使嗅神經麻痹而失其作用，諺所謂「入芝蘭之室，久而不聞其香；入鮑魚之肆，久而不聞其臭」者，職是故耳。

四五　嗅覺常影響於味覺

吾人日常所謂美味之食物，必兼具一種香氣，香氣愈富，則味亦愈美。且凡含有香氣之食物，如肉中所含之越幾斯分，植物中之蔥蒜桂皮茴香等，俱能刺戟嗅神經而引起食慾，故無論中西烹調法，各種食物中常喜略加以適當之芳香類，使食者更覺其味之優美。倘其物既具有一種臭氣，雖屬美味，亦難入口。惟人之嗜好，各有不同，如我國中等以下社會，恒嗜食腐敗發臭之物，食者其味津津，方視若珍品，則方之賀蘭進明之嗜食狗矢、劉邕之嗜食瘡痂，固猶彼善於此耳。

四六　味覺受支配於精神

味覺之種類，分甜酸鹹苦四種，其在精神快樂之時，無論何種食味，一觸舌部，即易辨別，且食慾興奮，味亦佳良。否則往往有誤於鑒別者，孔子所謂「心不在焉，食而不知其味」者，即此義也。又食物之美味，隨其人日常之生活法而增減其價值，例如豪富之家，平時食前方丈，珍饈羅列，故雖日飫膏粱，而味等於嚼蠟，此何曾日食費萬錢，所以尚苦無下箸之方也。若夫窶人之子，其平時所藉以果腹者，不外糲粢之食、藜藿之羹，一旦得略嘗小鮮或粱肉，即不啻奉以象白駝峰之異味，其食慾增進之狀態，真有風捲殘雲，頃刻即盡之觀。則以舌與胃，久為疏食菜羹所困，偶得佳味，其神經之興奮，必有異於恒人也。

四七　舌面各部以清潔為貴

舌面可分為數部，即舌根舌尖舌緣等是也。其辨別食物之能力，亦不免稍有區域之分，如舌根專感苦味，舌緣專感酸味，舌尖多感甜味，至舌之中央，則多云不司味覺。然無論何部，要以清潔為貴。若舌面被有厚苔或異常乾燥，則食味不能達於味蕾，且不能融解之使成微分子，又何以辨知其味之美惡乎？故於晨起洗面時及每食之後，必以溫水漱口，並刮去舌面凝滯之汙物為要。

四八　辛辣諸品以少用為佳

吾人日常食物中，每喜略加薑桂椒芥等佐料，一則以此等佐料，入於胃中，能促胃液之分泌，使消化力增進；二則和入各食物中，能矯正諸味，使食慾因而興奮也。然用之過度，反能令味覺遲鈍，至不能辨別食物之原味。況慣用此種佐料者，常能養成一種習慣，卒至非此，則食物不能下嚥，胃中消化力亦因而停滯。

如湘鄂居民，每食必設辣椒，奉直豫魯之土著，非日啖大蔥數莖，則胃腸部輒覺不能舒暢，是其例也。

四九　男女春機發動期之危險

男子年屆十五六、女子年屆十三四時，其身體之各部及生殖器官，皆呈一種異狀，是謂之春機發動期。此時無論男女，皆慾念熾盛，時欲得一異性之偶，以暢其獸慾，苟不加抑制，一任其縱轡而馳，則不惟有傷於道德，且必致各體之發育，遽爾中止，精神衰頓，釀成陰具不全、陰萎、不孕等症，甚者且折損天年，殀逝黃泉，其危險誠非一言可盡。此時為之父母者，必嚴行管束其身心，日夕以修學運動等正當課程督責之。凡涉於淫穢及男女相慕悅之稗官小說，及街談巷議之穢聞，毋令接觸於耳目。其在學校時，則凡有管理之責者，尤宜嚴為照料並導之，使趨於學業與遊戲之競爭，則身心有所寄託，自不致紛馳於域外。其平時所用之食物，以蕪菁、甘藍、南瓜等淡泊性者為宜。至於植物性食品中之塘蒿、防風、蔥並椒桂等，動物性食品中之獸肉鳥肉，皆因含有越幾斯分，極能刺戟神經，興奮情慾，而又以貝類為最有效力，是亦為父母師長者，所不可不知之事實也。

五十　男女生殖器養生之大綱

造物生人，予以生殖之器官，本為陰陽相媾，使種姓繁衍，綿綿不絕，初非供人以導淫之具，為傷身之器也。獨怪今之青年男女不解此理，視媾合為日常例行之課程，肉慾為畢生唯一之樂事，晨夕追歡，去死惟恐不速，是造物予人以傳種之具，適以為滅種之資耳。夫陰陽和而後雨澤降，男女居室，人之大倫，是交合之事，固非絕對不可能者。有時度數適宜，且於精神及體質上，與有莫大之利益焉。

論生殖器官衛生之學，本學會曾編有《欲海慈航》一書，論列綦詳，讀者欲洞達此中奧窔，自不宜捨此而他求。茲編所揭，特其最要之大綱耳，不嫌駢指之誚，用略述之。

一曰手淫之惡癖宜痛革。此事無論古今中外皆有之，凡在春機發動期之男女，每於夕間睡眠時，其陰莖及陰核等部，因海綿體中血液之輳泊，時時勃起，若以手指摩擦之，則發生一種異常快感，是實為個人手淫法發明之起原。自後以其非常便利，且無人覺察，既不必鑽穴逾牆，有傷品行，又無需尋花問柳，浪費多金，為計良得，不妨續續行之。不知手淫之害，實視過淫為尤烈。其於體軀上，直接受影響者，第一為神經系統。因神經之分佈，以陰部最為周密，手淫一次，神經系即受一次劇烈之震驚。況此事非如男女交合，純出於自然，故受害更著，久而久之，必致全體器官悉受損害。如視力減退，耳鳴，重聽，皮膚蒼白，筋肉弛緩，偶有動作，輒感疲勞，呼吸迫促，循環衰弱，食慾不振，頭腦昏沉，種種疾病，相因而至。同時生殖器官亦起障害，如陽痿、早洩、陰莖彎曲、發育不全等症，無一不由手淫而來。至女子手淫之害，亦與男子相同，此外並能引起陰道發炎及痙攣、月經不順、終身不妊等症。故此種惡癖，若不痛行革除，則必致青年男女，殀折殆盡。就令不至殀折，然以奄奄無生氣之人，處此競爭劇烈之世界，試問其能與活潑進取質樸耐勞之少年相角逐乎？吾有以決其未及交綏，已退避三舍矣。

二曰房事之度數宜斟酌。此事雖視其人之體質年齡及生活狀態，不能製為劃一之標準，然在健全無病者，自二十歲至三十歲時，大抵為每星期二次；三十以上至四十，約一星期一次；四十以上至五十，則一月間最多不過二次。若五十以上之人，自以禁絕房事為宜。再男女交接之度數，雖如上所述，然苟交接之後，非惟不覺疲勞，其肉體及精神上反覺充分強壯及愉快者，是為增加健康之證。反之如事後或翌日即感疲勞者，即為過度之證。故度數之增減，不妨以此為標準也。

三曰不潔之交媾宜力戒。教育不興，生計日艱，女子因家境困迫，無法營生者，於是不得不以清白之身體，作賣笑之生涯，此通都大邑，妓館娼寮之所以日增也。須知娼妓所接之客不止一人，暮楚朝秦，生張熟魏，臣門如市，戶限為穿，其陰部之不潔，蘊有種種淫毒，奚待贅言。在男子他鄉羈旅，客況淒涼，偶爾呼朋引伴，暫為選色徵歌之舉，本屬無妨，然一經失足，則淋濁下疳橫痃梅毒之菌，即乘機而入，充其害，不獨貽累終身，並遺傳其毒害於妻孥與子孫。吾人亦何苦以片刻之歡娛，易得此無盡藏之禍害乎！

禁絕娼妓之根本辦法，固宜由國家普及教育，振興實業，俾女子悉具有生活之技能，自不屑再作此無恥之營業。若在男子，自身則權由我操，固不難避之如毒蛇猛獸，拒之如虎疫鼠瘟，慎勿謂偶爾冶遊，無傷大雅也。

四曰婦女月經時之攝生。月經之順遂與否，為婦女體軀健康與否所由判。且婦女諸種病症，多起於經行時，故非嚴守攝生之法不可。茲略記其大要如下：

（一）**宜令身體安靜**。凡乘馬坐車、長途跋涉、飛騰跳舞、體操遊戲、升降階梯、屈腰久坐等事，皆為不宜，必須偃臥胡床，或散步庭院，以資休養。

（二）**宜令陰部清潔**。月經來時，陰部血管破裂，受創甚劇，偶一不慎，細菌乘之，種種疾病緣之而起。鄉村婦女為防止洪流之外溢，恒以破舊布條堵塞其口，或亦有用廢紙舊棉塞入膣中者，凡斯處置，皆非良法。最佳用消毒之脫脂棉，掩護口外，更襯以油紙，繫以布帶，且時時更換，並以溫水洗滌外陰部為要。

（三）**勿刺戟神經系統**。婦女經行時，不獨肉體上呈異狀，即精神上亦受變化，此時宜節制喜怒哀樂之發動，凡稗官小說及劇場腳本之可歌可泣者，不宜閱讀。平時睡眠須充足，食物中宜除去芳香類及辛辣品。

（四）**經行時交接之利害**。據婦人科某醫家考察，謂凡婦女之患子宮內膜炎、陰道炎及種種精神病者，其原因多由於月經期內夫婦之交接而來。況經水中含有汙物甚多，侵入男子尿道中，不免染成疾病。古來習俗，視女子行經為最不潔之事，謂宜與男子嚴密隔離，雖屬迷信可嗤，然冥冥中實與人以節慾之機也。

第三編　食物養生術

一　概論

人類者一活動之機體也，自呱呱墜地以迄衰老，終日營營擾擾，或勞心或勞力，凡一舉手一投足之勞，一籌度一思考之頃，無在不耗費其體質。活動愈甚，斯體質之耗費亦愈多。

而所以補給此耗費之資料，則不問而知，為由飲食而來。顧飲食雖為吾人維持生活之本，而亦即為疾病發生之原。常人昧於此理，一遇心好之食物，即肆其狼餐虎嚥之技能，食之惟恐不多，甚或視鴆毒如甘旨，以胃腸作戰地，此今日患消化器病者，所由多於他症也。

茲摭集食物養生之原則，並逐項加以懇切之說明，果能履行不怠，在無病者固足以日趨強健，即素患腸胃諸症者，亦自能逐次減輕，同臻上壽。古語云：「病從口入」，願讀者三復斯言。

二　食物種類之區分

人類生活愈進化，則足以供食物之原料者亦愈多。飛者吾知其為禽，潛者吾知其為魚，步行而跳躍者吾知其為家畜與野獸，及時萌芽開發而結實者，吾知其為禾穀與蔬果，凡斯種種，俱羅列於自然界中，取之不盡，用之不竭，造物主待吾儕之人類，誠可謂優越哉！

食物之分類法，就其物之本體言之，可區為無機物與有機物二類。無機物中之主要者，為水與各種鹽類。有機物又區為動物與植物二種。動物性食品為乳類、卵類、獸肉類、鳥肉類、魚肉類、貝類等；植物性食品為禾穀類、豆菽類、蔬菜類、果物類、菌藻類等。

就其對於吾人之生體作用而言，則可區為保健食物與嗜好食物二類。保健食物者，指日常所必需之食物而言，如水及鹽類，禾穀與肉類等，謂非此不足以保持其健康也。至嗜好食物，不過為增加食品風味，促進消化機能而設，有之固足令食慾增進，精神愉快，無之亦不致有損於健康，如芳香類中之蔥韭芫荽，辛辣類中之薑椒芥桂，興奮類中之煙葉、酒精、茶類、咖啡、可可等皆屬之。

三　食物中之營養分

前章所論，凡人類所賴以維持其生活者，全得自食物。而食物所以能予人以活動之資者，則又在於其中所蓄之要質。此要質即謂之營養分，約舉之有五：即水、鹽類、蛋白質、脂肪、碳水化物等是也。

水在各類食品中皆含有之，其功用一能補給體內耗費及排泄之水分，二溶解食品，三運送溶解物質於各體，四為各物質化學變化之媒介；

至鹽類為人體必需之成分，以骨質中所含為最多，其主要之種類為磷酸鉀、磷酸鈣、碳酸鈣、食鹽、鐵鹽類等。磷酸鉀多含於腦漿及血液中。磷酸鈣及碳酸鈣為骨中之主成分。食鹽能變成氯氫酸，在胃液中有消化不溶性蛋白質之功能。鐵則在赤血球中，為構成血赤質之要素也。

蛋白質之在食物中，其含量視品類而異，最多者為動物食品中之肉類與鳥卵，及植物食品中之豆類。其在體內有二種作用，一為補給各機體之消耗，一則供給體內諸液之缺乏也。

脂肪類在食物中之含量，以各種植物之果實與種子為最多，卵黃及肉類等次之。其在體內之功用，一能與肺臟中吸入之氧氣化合，而發生熱力。二能防止蛋白質之分解，俾不致一時耗盡。故吾人或數日不食，仍得保其生命者，即恃體中所積聚之脂肪以資生活也。

碳水化物指小粉及糖類等，多含於植物性食品，至肉類及鳥卵中殆全無之。其功用與脂肪相同，並能保護脂肪之消費而代營其職務。

四　營養分配合標準

上述五種營養分，為吾儕日常所必不缺者，顧攝食之際，苟有過分或不足，仍未能謂為適合於養生之原則也。然則必若何配合，始能維持其健康乎?是亦吾儕應研究之一問題也。

茲就英德各衛生家所訂定中等勞動者，每日應需食料之分量，列表如下：

營養分	虎塔氏	瑪休甫氏	華爾甫氏	配非耶氏
蛋白質	一一八克	一三〇克	一二〇克	一二〇克
脂肪	五十六克	四十克	三十五克	三十五克
碳水化物	五〇〇克	五〇〇克	五四〇克	五三五克

右表所列，全根據學術，算出一日間所需營養分之定數，惟按之實際，絕不能以此法施諸日用。且此項標準，專為歐美人說法，不適用於吾國人，茲為酌量減少分量，務使適於國人之胃，並算出實際應用之量如下：

第一例：牛乳一合，豆豉醬五錢，蔬菜類（如蘿蔔、甘藷、馬鈴薯、慈姑、芋頭、胡瓜、藕、蔥等）五兩五錢，肉類（如牛肉、豬肉、羊肉、雞肉等）六兩，白米四合。

如上例，則得蛋白質總量九十五・七克（即二兩六錢五分），脂肪二十八克（七錢五分），碳水化物四五四・三克（十二兩一錢）。

第二例：雞卵二個，豆豉醬五錢，蔬菜類（如菠薐菜、蘿蔔、蕪菁、薯蕷、百合、藕筍等）五兩，魚肉（如鯖、鱸、鱠、泥鰌等）六兩五錢，白米四合。

如上例，則得蛋白質十克（二兩七錢），脂肪一九・二克（五錢），碳水化物四四六克（十一兩九錢）。

第三例：豆腐二兩五錢，蠶豆豌豆等一兩八錢，魚類（鯉鯽等）二兩五錢，胡麻油、牛脂、乳油等一錢，雞肉三兩，豆豉醬一兩，白米四合。

如上例，則得蛋白質一〇・一克（二兩七錢餘），脂肪一九・四克（五錢餘），碳水化物四三四・七克（十一兩六錢）。

五　獸肉鑒別術

肉類指獸肉、鳥肉等而言，通常供食用之獸肉，為牛、馬、豬、羊、麞、鹿、麂、兔等；鳥肉類則為雞、鴨、鵝、鳩、鴿、竹雞、鵪鶉等。凡肉類皆以新鮮柔嫩不發臭氣不含病毒者為佳。惟奸商狙獪，往往以劣肉冒稱良肉，受其欺者，不惟金錢受虧，且其結果並能誘發種種疾病，極為危險。

茲略揭肉類鑒別法數端如下：

（一）馬肉與牛肉之鑒別法。馬肉之價較廉於牛肉，其纖維亦相似，故販肉者恒以馬肉冒稱牛肉，然細察之，則馬肉之色稍呈藍紫，其表面乾燥，筋纖維柔軟，束力不強，易於分裂，纖維間不雜脂肪。若牛肉則反是，其色大都褐赤，表面潤澤，筋纖維粗而鞏固，筋肉間當夾有脂肪。一經說明，固不難一覽了然也。

（二）良肉與劣肉之鑒別法。凡各種肉類，質乾燥而強固，嗅之無不快氣味者良。若其組織間之脂肪，有如大理石之斑紋，且柔軟而有黏液，兼發特異臭氣者劣。又肉色淡紅者為病肉，有他種色素者為死肉。

（三）豬肉中含有囊蟲鑒別法。豬之飼料極穢雜，且常食人糞，故其肉中常含有極危險之旋毛蟲及條蟲等胞子，一入腸胃，即逐漸發育或寄生腸中，或移殖於各臟器及筋肉中，年因此而致病死者，不可殫述。法宜用擴大鏡檢查其皮膚及脂肪層，有無石灰質蟲窠夾雜其間，倘一經發現，必煮之極熟而始可食。

六　魚肉鑒別術

魚肉養生之效，不亞於獸肉與鳥肉，且其中含有磷質，能益人智慧不少。惟其肉已腐敗者，食之反屬有害。

鑒別之法，第一宜選取生活者。若非活者，則以強硬者為佳。第二凡魚目突出者必為鮮魚，其凹陷者為劣。第三魚鰓鮮紅者佳，淡白者劣。第四腥而不臭者良，腥而帶臭者劣。

又魚類中有本具毒性者，如河豚是。河豚之毒，以春季生殖時為最強，其毒質多在卵巢及血液中，有時亦能侵入肉中，故若洗滌未能淨盡，調理不得其宜，即致殺人。諺云「拼死吃河豚」。吾儕何苦以寶貴之生命，因口腹之故，竟視若鴻毛哉！又有數種魚類，平時本屬無毒，一屆產卵期及罹病時，忽發生毒質者。又魚類產於含有毒性礦物之河川池沼者，及以有毒植物汁液（如巴豆等）與鉛銅等質捕得者，亦多有毒。凡此皆不可不加以注意也。

七　菌類鑑別術

菌類味多鮮美，然野生者往往含有毒質，食之能殺人。茲揭載毒菌鑑別之法如下：

（一）產於陰濕地之樹木上者；（二）有種種美麗色彩者；（三）組織柔軟多含水分者；（四）採取後即變色者；（五）汁液混濁如乳者；（六）有辛、辣、酸、鹹、苦等之異味，能刺戟舌部者。

八　牛乳鑑別術

牛乳本為養生唯一佳品，惟市中販賣之品，往往有除去乳皮及混以清水、米粉、米泔汁、糊粉、小粉糖等物者。

鑑別之法，宜用牛乳表。凡真正牛乳，其比重常在一・〇二八至一・〇三四之間，若不達此數，即為混有清水之證。

或以金屬之針，炙於火中，去其油質，即以布拭淨入牛乳中，若混有他物者，則乳質即黏附於其上，無者則否。

又病牛之乳及經宿腐敗者，飲入腹中，能起發酵作用，且誘起胃中各食物之腐敗，釀成泄瀉之症，故凡飲用之前，必先煮沸，則所含之菌毒等悉被蒸散或撲滅，庶無危險之虞。

九　雞卵鑒別術

雞卵藏之日久，則內容腐敗，食之有害於衛生。鑒別之法，可持雞卵向燈火或日光中照視之，其尖端卵室之空處狹小者佳，反是者則為不良。或置蛋於清水盆中，其尖端向下者佳，反是者不良。

又置卵於鹽水中，凡初生者必下沉，生後逾三四日則半沉半浮，如已逾六七日者，則必上浮水面。

十　某日人之魚翅海參觀

國人宴客習慣，凡遇貴賓，席中例須用燕窩，謂之燕窩席；次之則用魚翅，謂之魚翅席；又次者則用海參，謂之海參席。習俗相沿，一若非此不足以表示敬意者。有日人某者，嘗就聘於北京某機關，為時既久，漸染華風，尤極嗜中菜，惟對於魚翅與海參二物，則異常反對，且從未染指。

一日謂余曰：「貴國人對於食品上，似未得稱為知味者。」余異而詰之。

某日人曰：「僕就聘於貴國已五六年矣，凡遇宴會席中，無一次不有魚翅、海參。夫魚翅為鮫類（俗稱鯊魚）之鰭，既不含營養分，又無何種特殊之味，調製時全賴雞湯肉汁，以資補助。此物在敝國，幾視同廢物，國人無有食之者。每歲輸入於貴國者，其金額度在數百萬圓以上，洎一入貴國，乃視為唯一無二之珍品。至海參，本名沙噀，產於淺海，古人以其有滋補之效，故名海參。其實此物全為一種肉質與膠質構成，於營養上毫無何種價值，且屬不易消化之物，而其代價之昂貴，則亞於魚翅。僕誠不解貴國人之心理，何以皆隨波逐流，竟無一人起而矯正之也。」

余無以難之，輒擷以充作本書材料，兼以訊諸國人。

十一　高野氏之蘿蔔野菜談

日人高野太吉以醫名於時，常提倡抵抗養生法，其主旨以為皮膚與筋肉等，固需日事鍛鍊，乃始得達於強健之域，不為外界所侵犯。至其他內臟諸器，亦何獨不然？而內臟中尤以腸胃部，最宜富於抵抗力，故嘗有言曰：

「今之患病者，動即廢食而服牛乳，將身體自然天賦之抵抗力完全消失，故偶爾多食即膨滿（中略）。夫食物入胃所以能消化者，由於食物刺戟患（點校：原文如此）胃壁，起蠕動作用，故能經二時或三時之久，完全消化為液體。苟專食牛乳與雞卵，則腸胃部刺戟甚少，動作既寡，機能自弱，久且養成習慣，至不能消化固體食物。反之如常食蘿蔔野菜，及其他不消化之纖維食物，則胃腸刺戟充足，蠕動亢進，滋養分易於吸收。且其渣滓化為糞便，通至肛門時，亦因刺戟促進便通，則痔疾便秘等諸疾，不求癒而自癒云（下略）」。

高野氏之主張如此，至其平時治腸胃病之法，先令患者食蘿蔔野菜及普通米飯，食後以兩手揉腹約十分至十五分間，久之其病自霍然若失。觀此則知專恃消極衛生法，視臟器為神聖不可侵犯之器，日日以休養為唯一之保證法者，可恍然悟矣。

十二　我國宴客上惡習宜革除

我國宴客時，有種種惡習甚多，約而舉之，可得數端：一曰食品種類之過多。通常宴客之席，約為八碟，八大八小，再加以水果瓜子點心之屬，約共得四十餘種。就令每種食品僅僅嘗鼎一臠，其容量已屬可觀。以有限之胃，容此夥多之食品，欲其一時消化難矣！

況種類複雜，則牛羊雞鴨之肉，甜酸鹹辣之味，一併裝入腹中，不幾將貴重之腸胃，一變而為廚房中之雜穢缸乎？夫廚房中之雜穢缸，為汙物之尾閭，往往因發酵作用發出臭氣，並發生種種毒質。今日我國之宴客，何以異是？且年來生齒日繁，天然之物，不足以供人類之用，今乃不知撙節，浪費無度，揆諸對個人對社會材料之節用，寧得謂當？

二曰勸食之不合。宴客習慣，凡新上一種食品，為主人者，例須讓眾客先食，然後自食。亦有主人以自用之筯，箝碗中食物，分給於各客之前，強之使食者。夫各人嗜好不同，嗜鹹食者未必兼嗜甜食，必欲強人從同，抑又奚為？況肺癆梅毒等症，多由食器傳染，今以己之筯箝食與人，縱自信其無他，獨不畏人之嫌憎乎？

三曰勸酒之非理。主人宴客，對於諸客之飲酒，必欲使之儘量而後已。故斟酒殷勤，舉杯強迫，一之不已，繼之以再三，甚或以猜枚拇戰等，強客飲酒者，以致主賓雜沓，號呼喧呶，將和平之酒筵，一變而為角逐之場。夫各人之酒量本有限制，必欲強人以不醉無歸，是誠何心？況酒為毒物，少飲誠屬無妨，飲之逾量能病胃傷腦，損害諸臟器，是不啻以毒液勸人強服耳！

此外如時間之不守約，座位之互相推讓，種種應革除之點甚多，以非關於飲食養生，故不贅述。

十三　我國會食法改良之私見

我國食事方法，無論家庭、社會、學校、商店等處，大都以定規之食品，除匙筯及盛飯之碗外，數人即共此食器，環坐而食之。此種食法，各人以其匙筯出入口中後，再更迭置入公共食器中，實足令肺癆梅毒及種種惡性傳染症，紹介於同食之人，其危險可不言而喻。

改革家於是擬效法歐美及東鄰，創為各人分食之示。惟按之實際共食之法，沿用已及數千年，一旦欲改為分食，在我國富於保守性之國民，或不免稍有不便之感，並頗覺會食之無味，茲為設一酌中辦法，莫如一切規制，悉仍其舊，惟每人須用匙筯二組，將式樣與顏色顯為區別，以一組供入口之用，一組供入公共食器中，以為搬運各種餚饌之用，並各用放置餚饌之碗一隻，則寓分食法於共食之中，庶幾令種種惡疾或得少免傳染矣乎。

十四　酒精性飲料之利害若何

酒為陶情通性之品，吾人勞勞終日，一屆晚餐，職務稍閑，輒思借一壺濁酒藉慰一日之辛勤，故一杯在手，萬慮都蠲。況飲之適量，能催進血行，增加食慾，恢復疲勞（點校：應「消除疲勞」），鼓舞興會。郭子曰：「三日不飲酒，覺形神不復」；《焦氏易林》曰：「酒為歡伯，除憂來樂，適體頤性。」是酒固亦養生上所不可少之物也。然飲之過度，其害亦有不可勝言者：

第一對於循環系，能令心臟鼓動衰弱，血液速度減少，血球內血色質凝固於一隅，使赤血球忽變為無色，或混亂而失其常態；又酒精有吸收水分之性，一入血中，即奪取赤血球中之水分，而使之萎縮，有危及生命之憂。

第二對於呼吸系，能令其全部作用衰弱，且由吸收水分作用，使肺臟內面黏膜乾燥堅厚，因而阻止肺泡中氣體之交換。

第三對於消化系，能令胃壁筋肉蠕動力衰弱，胃液分泌停止，兼令肝臟硬化，釀成黃疸、膨脹，不可救藥之症。

第四對於神經系，能使之全部痲醉，失其知覺，故凡日常嗜飲者，多患神經衰弱症，其記憶力、思考力等遠不如人。

第五對於泌尿系，易釀成慢性腎臟炎。

第六對於運動系，易釀成痛風症。由是觀之，酒類對於養生上，究屬害多而利少，苟浪飲無節，除醉方休，終招亡身之禍耳。

十五　茶與咖啡類之利害若何

茶對於生理作用，第一能增進呼吸，第二能催進血行，第三能興奮神經。飲之適量，可使精神愉快，疲勞恢復，睡魔遠避。一經逾量，則反令精神鬱悶，腦筋過敏，並引起頭痛不眠等症。

至咖啡之利害，與茶無異，因其成分不甚相遠也。惟其力則較弱，且咖啡中多含揮發油，有通利大便之效，視彼常飲濃茶者之多患便秘者，固有間也。

十六　飲料水檢查法

飲料用之水，宜備有下列數事：（一）不宜有溷濁沉澱之物；（二）味宜清冽，不可有臭氣；（三）其反應宜為中性或弱酸性；（四）不可雜有有機物分解之物質；（五）不可含有寄生蟲之卵子及各種病菌。

檢查之法如下：

第一，欲檢知水之顏色及清濁，可盛水於無色玻璃圓筒內，置於白紙之上，自上方透視之，則其水之顏色及清濁，自不難判斷。如仍屬不能，可取蒸餾水，以同法比較鑒別之。

第二，欲檢知其有無臭氣，可取水二百克，盛於容四百厘之玻瓶中，加以微熱，即取木塞，閉其瓶口，搖動數次，即去其塞，則臭氣之有無，自易檢知。

第三，反應之檢查法，可用紅藍二種試驗紙，更番浸入水中試之，如用紅色試驗紙入水，立即變為藍色者，是為鹼性反應；反之以藍色紙入水，立變紅色者，是為酸性反應；其毫不變化者，即所謂中性反應也。

第四，有機物分解之物質，指硝酸、亞硝酸、亞摩尼亞、硫化氫等，其檢查之法各有特試藥品，可參閱各種化學書，茲不贅。

第五，檢查水中含有么微之動植物與否，宜用顯微鏡，其廓大力約需五百倍至一千二百倍。取欲檢之水，先盛於玻璃圓筒，靜置數時間，除去其上部澄清者，次乃將其底部濁物滴於玻片置顯微鏡下窺之，則其么微體之屬於植物或動物，自不難辨明。

十七　飲料水清潔法

飲料水不潔，極易引起各種疾病。據醫家所論，謂凡流行性之霍亂吐瀉、傷寒症、赤痢等傳染病，無一不由水為之媒介。故當夏秋之交，疫症流行，對於飲料水之選擇，尤宜注意。最適於飲料用之水，自以蒸餾水為第一，惟其味淡泊，易催嘔吐，且價亦過昂，不適於日用；次為雨水及沙漏水；又次為井水泉水及河川之水。

凡日用之水（除蒸餾水），無論何時，必須烹之至沸，使其中病菌及有機體盡行死滅後，始可飲用。至其他清潔法如蒸餾法、濾過法、化學清淨法，皆須用特製器械及藥品，不適於普通家庭之用，茲故略之。

十八　肉類烹調之心得

烹調肉類之法不外四種，曰水煮，曰蒸煮，曰火炙，曰煙燻。凡各種肉類，烹煮愈久，則消化愈難，因肉中之蛋白質凝固而變硬也。惟豬肉因恐有囊蟲及病原菌之寄生，非煮之極爛不可供食。又煮沸之魚肉，其消化率視生魚較劣，惟燻燒者則反易消化，亦一異也。再煮肉時，若欲防止營養分不流出於汁中，宜先煮水令沸，再將肉置入其中，則肉之外部被凝固，其養分自不致溢出。反之如目的在於調製肉汁，則宜將肉類切成小塊，置入冷水中，用文火徐徐煮之，則其固形分悉被溶解於汁液中，惜其蛋白質，常因凝固而分離，故各種肉汁於營養上，殊無甚價值也。惟因其含越幾斯分甚多，具有芳香之味，能增進食慾，為新病初癒後健胃之良劑。

十九　食事前後之注意

食事前後十五分至三十分時間以內，宜停止工作及使用腦力之事，因食物之消化，必使血液湊泊於腸胃，並宜先時預備也。嘗見勤於學業者，往往食甫下嚥，即續行工作及思慮，以致血液分佈於四肢及腦部，不克專供腸胃部消化之用。又有食後即行入浴者，其弊能令胃液之分泌減少，食物之消化遲鈍，皆能釀成胃病。

再吾國古訓以食時不語為尚，殊不知詭諧談笑，能使精神愉快，促消化液之分泌，若沉默寡言，索然無味，何能增加興味，助其食慾?惟此時精神宜專注於食事，倘分心於事物之研究，或為悲哀愁慘之談話，斯有害耳。

二十　每食時間宜隔離幾許乎

食物在胃中消化之時間，視品類及烹調法而異，最速者為米飯，需一時許。最遲者為煎牛肉，需四時三十分許。其餘各種食品，則居此二者之間。再加胃部休息時間，約需二時許，故每餐食事之距離，以六時為最適宜。通常健全無病之人，宜於午前七時早餐，稍進稀薄而易消化之物；正午十二時中餐，午後六時晚餐。此間可稍進肉類及含有脂肪之食品，因胃腸消化之力，夕間恒視早晨較強也。至間食最有妨於胃部之休息，切宜革除。吾國習俗，對於來賓之款待，除三餐正食之外，更饗以早點心、午後點心、夜點心，統計一日間，共為食事六次，一若來賓，盡屬大食之家，非此則不足使之果腹者，甚矣其惑也。

二一　食用器具宜選定何種乎

上古之世，裂肉啖血，汙樽杯飲，無所謂食器也。人事漸進，製造日興，於是食器之改良，亦與之俱進焉。今日所常用者，為瓷器、玻璃器、金屬器、漆器等。瓷器質地潔白，彩色繽紛；玻璃器晶瑩透澈，價值便利，實為最適用之食器，惜其質脆弱，易於破碎，而玻璃器又有遇熱脹裂之患耳。金屬之器，自以銀製者為上，惟價值不貲，僅豪富之家能用之。銅器本屬無妨，惟易與酸類結合，化生銅綠，具有毒性，若鍍錫於其上，始能免害。錫器亦為常用之品，惟通常錫中多含有鉛，用之日久，漸成慢性鉛中毒之症。漆器甚佳，且無中毒之患，惜其易於剝脫，並不能用以盛熱物，故尚不能指為適用之食器也。

就上諸說觀之，則知今日食用之器，尚未臻於美善之域，無已則惟有以瓷器為日用之具耳。惟無論何種食器，經一度使用後，必勤加擦洗，並以沸水煮之。至個人所用之匙筯杯碗，宜各自保守，不可假用，以防病毒之傳染。日本人近發明一消毒筯，製以木質，經一次使用後輒棄去之，所費無多，而獲益無窮，誠可法也。

二二　肉食主義

衛生家言，人類所需各種營養分中，以蛋白質為最要，其含量以動物性食品為多，如牛之腿肉，含至二十六%；豬之腿肉，含至二十%雞肉中含至二十一%，鳩肉中含至二十二%，鯛與鰈、鮫等各含至二十%以上。若植物性食品中之大豆，雖含至三三分（點校：三十三%）以上，然其消化率遠不及動物性食品之易。若夫蔬菜芋薯之屬，則所含極少，欲取得與動物性同量之蛋白質，非增加數倍食物不可。故若專食此等食物，必至多耗胃力，而所得之蛋白質，仍不敷用，不如多食肉類，消化易而獲益較多。此主張肉食主義之說也。

二三　素食主義

近來提倡素食之風漸盛，一般知識階級，皆捨棄其山珍海錯、肥魚大肉之豪舉，而競事於野菜數事、豆腐一碟之淡泊生涯。其持論最要之點，謂動物性食品中如各種肉類及雞卵牛乳之屬，含蛋白質雖極多，然如豆腐、燕麥、裸麥、玉蜀黍等含之亦不少。況牛羊雞魚等肉，雖含營養分極多，然如豬肉則脂油肥膩，不易消化，且往往含有病毒。魚肉及貝類，於一定時期內亦含有毒質，不如植物中之五穀類，食之能生脂油，補血液。豆製乳漿可抵牛乳，植物纖維能增胃力，果實有療治諸病之功，園蔬有清潔血液之效也。

況素食者大都思想高超，精神洋溢，以視日困於酒肉之場者，醉死夢生，勞神搖精，其腦府之清濁，奚翅天淵。《傳》曰：「肉食者鄙，未能遠謀」；枚乘曰：「甘脆肥濃，命曰腐腸之藥」，是知提倡素食者，固有所見而云然也。

二四　二食主義

所謂二食主義者，換言之即一種變相之少食主義也。凡主張少食主義者，以為過食與健康及長壽，實為唯一之大敵，即：

（第一）使消化器過勞，致漸陷於衰弱；

（第二）因消化器內積蓄食物過多，一時不能消化，勢必奪取其他各臟器之血液以供使用，令全身血液失其平衡之度；

（第三）過食能令食物久滯腸管，遂因發酵及腐敗作用發生毒氣及毒液，由血液而傳其毒害於神經系統及各器官，使之受病；

（第四）因過食，致血液吸收中過量之養分刺戟身體無用之器官，因而使生活力無故消費。

根據上述理由，故言消化器衛生者，多主張少食主義，即一日三餐每餐減其食量，寧使之不足，毋食其過多也。惟按之實際，每餐減食之法，言之匪艱，行之惟艱。蓋凡人一遇美味之食物，自非意志極強之人，孰能不動其匙筯，作袖手旁觀之態?勢必至於為食慾所驅策，恣意飽啖，非超過其固有之腹量不止。

此種惡習，吾儕固明知其弊害，而故故犯之者也。況每餐減其食量，往往有營養不足，兼令胃部漸趨於萎縮之虞。且胃之鍛鍊法，必使之十分活動，又與以十分休養，乃始能日趨於強健。今之主張少食主義者，就令能貫徹其每餐僅食八分之主義，然因此既未能與胃力以十分之活動，而緣食事之距離過於短促，又未能與以十分之休養，於保健原則實大相背馳，是欲養之而適以害之也。

故近來言衛生者，以為欲除去過食主義之大害，僅用每餐減食法，絕不足以彌補其缺陷而達於至善之域，不如於一日三餐中，減去其一餐，既不致蹈過食之害，又能與胃力以十分活動及十分休養，俾日臻於強健，即所謂二食主義者是也。

二五　一食主義

由二食主義之演進，近更有創為一食主義之說者，其所主張之理由，要亦無異於二食主義。據日人田淵知秋自述之經過，謂彼實行此法已達十餘年，初不見何種之困難，轉覺胃病悉去，胃力日強，體重亦日見增加。實行之法，每日晨七時起身，即入浴場，浴後即操作業務。至九時乃飲茶一杯，自是直至午後六時始食晚餐一次。惟食時所用之物必甚多，約需普通白米二合半，餚饌以野菜為主，魚類必附以鹽而後食。至肉類則不常用之。食後並飲茶數杯，臨睡更飲鹽湯一杯。

田淵氏之所述如是第，未知一般之人能否仿行，是則尚待於研究耳。

二六　廢止朝食

欲實行二食主義，自以廢止朝食最為適當。蓋凡人經一夜睡眠後，至翌晨時，其腸胃尚未能十分活動，此時若即與進食物，強使動作，實為違背自然之原則。況身體之各部，此時所含之營養分，尚屬甚多，即令身心異常作業，亦不致有匱乏之虞。且凡人當早起之時，其筋肉與精神經一夜之休養後，自必消除其疲勞，達於極強盛之境。此際者強與以食物，則胃部因需營消化作用，勢必奪取筋肉及腦部之血液，反使身心之活動力減少。

由是言之，則朝食之事，非惟無益抑且有害。況廢止朝食之後，在消極方面，能治癒種種胃腸病及便秘等症。其在積極方面，更能使頭腦明晰，精神活動，兼能忍饑耐苦，強毅有為，種種利益，筆難罄述。

惟是法入手之初，不宜過驟，宜行之以漸，需之以時日。如每晨餐向需乾飯三碗者，宜先減為二碗至一碗，次乃易以稀粥，次又易以牛乳與雞卵，次乃並其雞卵而去之，僅飲牛乳一種，最後乃並牛乳而亦去之，積久自能養成習慣。再試行此法之初，每屆午餐前一二時，必覺胃中饑火中燒，異常難忍，是實為一種胃神經之刺戟作用，初非真餓。此時宜暫為忍受，切勿與以雜食，否則即失其本旨矣。又本法宜於二十五六以上之男子，若未屆成童之幼稚及妊娠期哺乳期內之婦女，皆不甚相宜。又與個人之職業亦極有關係，是不可不加以適當之斟酌耳。

二七　廢止夕食

就二食主義中，近更有創為不廢朝食，而廢止夕食之說者，其主張之要點，以為人當睡眠之時，除呼吸器及循環器外，其餘各臟器，悉行停止工作。晚餐後本為睡眠之候，此時若飽食而臥，必致腸胃不安，因以刺戟神經系，幻成種種噩夢。況晝食與夕食，其時間之相去不過六時，仍未能使胃之休養充足，俾節減其勞力，不如變更其食時，使其距離加增，徑行廢止夕食之為得。

例如通常每晨六時或七時起身者，可僅令飲清湯一二杯，至九時始與以咖啡、牛乳、麵包、牛酪等小食作為朝餐。午後四五時間，始進米麥肉類魚蔬果物等作為中餐。自後直至臨睡時，不再進食物，是名為廢止夕食，實則將晨餐及中餐時間改動且節減其量耳。此法行之，似較廢止朝食為易，且胃力之休養亦較為充足，惟實行者尚不多見耳。

二八　斷食法能療治百病

斷食療病法，雖創自近頃，實則自古有之，如釋迦與耶穌，因斷食數日或數十日後，一時心地清澈，頓悟大道，自後宗教家及釋氏弟子，亦多有行之者。

蓋斷食之利益，能與胃腸以十分之休養，且能除去腸內停滯之不消化物，而抑制毒素之發生。夫腸內毒素，既無從發生，則血液自能清潔，腦部及各臟器尚何有自身中毒之患哉？

德國近新設一斷食療養院，將一切病人悉送入該院中，無論其病症屬於何者，概以斷食法療治之。輕者一二日，重者三四星期，無不應手而癒，可謂奇矣。

惟此法初習頗難，入手之初，第一宜堅持信仰心，確信斷食有療治百病之效，決無危險；第二不宜求速效，如初次斷食一二日後，即宜進食。自後續增至一星期，直至三四星期為度。在斷食期中，每半時或一時間，必飲湯一杯，並宜時行灌腸及深呼吸、入浴等法。

蓋斷食時，各體中之滋養分取之於組織，若組織內水分缺乏，則血液漸變濃厚，體內老廢物，即無由流動而排泄於體外。迨既斷食之後，最初進食，切忌固體與多食，宜先與以少許稀薄之液，一二日後始進牛乳與粥糜，經一星期乃可與以固形食物。食事次數不妨增多，惟切不可過食，否則必有傷腸胃，利未至而害先見矣。

二九　雜食法能預防腳氣

腳氣病之原因，近今尚未得確適之研究。患者醫治稍懈，每多不治。近有謂由於多食白米飯，因而中毒者。

故凡住居於濕熱薰蒸之地及易罹水土不服之症者，平時不宜專食白米，宜兼食麥黍等之雜糧，例如早餐用米飯，中餐宜用玉蜀黍蘆穄等，晚餐則用麵包餛飩等麥食。如是逐餐更換，自不臻有發生腳氣病之患。

此法經醫學家歷次試驗，謂已得有良好結果云。

三十　雙鹽類食物之解釋

日人有石塚氏者，創立一雙鹽病院。其療治人病，專注重於日常食物之調和，是謂之石塚式食養法。其言曰：「人生日常食物者，若陰陽雙鹽，配合得宜，則無病健全，得享長壽。」蓋所謂雙鹽者，指鉀鹽與鈉鹽而言。鉀鹽即指穀物蔬菜果物類等植物性食品，屬於陰性。鈉鹽則指食鹽及各種肉類，屬於陽性。

吾人體內如鉀鹽過多，則食物之消化及吸收皆易，反之如鈉鹽過多，則為不良。故欲保全健康，必使鉀鹽鈉鹽與脂肪三者，互相調和而後可。蓋鈉鹽所以消化纖維質與石灰，然恐其過度，故用脂肪緩和之。鉀鹽則用以防止脂肪過量，且能使之完全消化。故如平時若多食油炙之物（脂肪），則宜兼食蘿蔔野菜（鉀鹽）及醬油（鈉鹽）以調劑之；多食魚肉（鈉鹽），則宜兼取菜類（鉀鹽與脂肪）以調劑之。倘陰陽二鹽不能調和，如鈉鹽不足，鉀鹽偏多，則其病多偏於陰性，如結核性諸症、心臟病、胃擴張、慢性肺炎、慢性腎臟炎、腳氣、子宮病、月經病、痔核、貧血等症。反之如鉀鹽不足，鈉鹽偏多，則其症多偏於陽性，如中風、急性腎臟炎、格魯布性肺炎、糖尿病、頭瘡、痘瘡等症。然與其鈉多於鉀，毋寧鉀多於鈉，蓋一則飯主菜臣，猶不失其統御之力，一則臣淩君主，欲求其無患，不可得矣。

余謂石塚氏之學說，實適合於中日兩國人民之食養，蓋兩國自古本以穀食為主者也。若以施諸歐美向恃肉食之民族，則必枘鑿而不相入矣。

三一　食物類腐敗之預防

食物腐敗之原因，全起於空中之細菌作用。此細菌黏附於食物之上，一遇過當之濕氣與溫度，即發育繁殖，其結果能令食物分解變化，發生毒質與臭氣。故欲防止食物之腐敗，不外驅除細菌，不令寄生或撲滅之，使不得發育耳。

其法甚多，如加熱法、寒冷法、燻燒法、乾燥法、鹽藏法、糖藏法、酒浸法、醋浸法、罐藏法、加藥法等，皆通常所慣用者也。

第四編　居宅養生術

一　概論

上古之人，穴居而野處。有巢氏興，始知構木為巢之法。及軒轅氏作上棟下宇，乃有宮室之制。蓋吾人不能有動作而無休息，有飲食而無寢處。況風雨之飄搖無定，寒暑之凌鑠堪虞，其不能日處於露天之下，固不待言而喻矣。

顧宮室之興，本為防禦風雨，抵抗寒暑而設，後人不察，或創為峻宇雕牆，或益以瑤台璇室，踵事增華，互相誇耀，專求適於美觀，而忘其衛生主旨。甚或空氣不通，光線失度，不得其正命而死者，比比而是，則枚乘所謂「洞房清宮，命曰寒熱之媒」者，非虛語矣。

昔堯舜大聖，茅茨土階，樸桷不斲而治天下；大禹卑宮室而盡力於溝洫，皆享上壽。秦皇阿房，居處者不過三十六年；煬帝迷樓，逸樂者試問曾幾何時。吾人位非帝王，家非豪富，何苦費財勞神，專注力於尋丈之地，適以為葬身之窟哉？

夫居處者，一日所不可或缺者也，雖不必如上所言，徒騖外觀，然對於土地方向之選擇，換氣採光之設備，廚房廁所之佈置，非具有學識者，絕不能達於妥善，有裨衛生。

本篇所述，一一根據學理，示以南針，欲圖家庭幸福者，曷急起而研究之。

二　居宅地址之選擇

吾人所住居之地，可區之為都市與鄉村。二者就日常之便利而言，鄉村自不及都市遠甚。若就養生之原則而言，則鄉居之益，又迥非都市所能及矣。

蓋都市之區，大都空氣穢濁，車馬紛繁，水火盜竊，防止惟艱，瘟疫疾病，流傳較迅。重以紛華靡麗，豪奢成風，恫哧誘騙，詐偽相尚，不惟有害於體軀，且住居日久，則凡家人子女，耳濡目染，難保不被其誘惑而染成惡習。

曷若鄉村之區，水木清華，鳥啼花放，隨在見天地之生機。既無車馬之喧闐，又不虞疫症之傳佈。耳目清靜，胸懷駘蕩，心身二者，交受其益。

試觀鄉居之人，較之居住都市者，其筋力多發育，血色多紅潤，嗣續多紛繁，壽命多延長。兩兩比較，其利害自見。至於日常一家經濟之節省，猶其少焉者耳。故非為求學計及職業關係，不得不居住於都市者外，其他一般人民，寧以住居鄉村為得計也。

三　居宅方向之選擇

居室方向，以面東南者，最為合宜。因其冬春之時，能多得日光，夏秋之際，則涼風拂袂也。次為面南之屋，惟其冬季所得日光，不及面東南者之多。而夏季午後又須稍受夕陽之返照也。

再次為面西之屋，在冬季時，則寒風肅殺，墮指裂膚，而一屆夏季，則驕陽當牖，灼熱薰蒸，揮汗成雨，於讀書及執業，皆極不相宜。

最劣者為面北之屋，一日之間，所得陽光極少，而朔風凜冽，其寒威更甚於西風。試觀居宅北之牆基及隙地，多終年濕潤，苔蘚雜生，則其室中黴菌之充斥，更奚待再言哉！

四　居宅土質之選擇

居宅之土質，於吾人健康最有關係。選擇之法，自以高燥者為宜，最忌者為陂澤池沿等所在地，及工廠牧場屠獸場墳墓等附近之處。

蓋土地高燥，則其土中所蓄之水，必能自在流通於他處，不至發生濕氣，使空氣變濁。至於卑濕之地，為地中水流所集合處，其間不潔物之存積及各種病菌（如赤痢傷寒霍亂結核等）之繁殖，碳酸、碳化氫、硫化氫、亞摩尼阿等有毒氣體之上升，均有害於吾人之健康，為釀成疾病之原。

工廠、牧場、屠獸場及墳墓附近處，其所得之害亦同，故凡欲新相土地，建築家屋，不可不先調查其土質之如何，及水流之清潔與否。

昔公劉之遷居於豳也，必先相其陰陽，觀其流泉，度其濕原，審慎再三，而始定都。可見古聖哲王貽謀之遠。若誤信堪輿家言，拘拘於形勢之吉凶與干支八卦之配合，則失之遠矣。

五　居宅材料之選擇

居宅之建築，就其構成之原料言之，則有木造屋、磚造屋、石造屋等之區別，近更有用鋼骨與混凝土（俗名三合土，即由水泥、沙、石三物混合凝結而成）為建築之原料者。

凡此各種材料，其價值之低昂，固相去懸殊，且耐久力亦不能一律而論。大抵木造屋價值最廉，且易於通氣，惜其質極易黴爛，並被蠹於蠶類，不及石造與磚造者之堅牢，一罹火災更屬難於撲滅也。磚造與石造屋價值較昂，耐久力亦視木造屋為強，惟不透氣耳。至於鋼骨混凝土之建築法，為大公司及各種大工廠所需用者，通常家庭，就我國今日情形而言，似尚無需此偉大之建築物也。

各種材料之選擇法，其唯一之主旨，固在於物質堅實耐久且價格低廉者，始為合宜。若就衛生上而論，更宜注意於其材料，能否十分乾燥，有無發生臭氣及含有毒質與否為斷。倘貪一時之便利，忘其衛生上之任務，要亦不得謂之智者耳。

六　居宅形式之選擇

居宅建築之法式，雖視其經濟力之豐嗇，而定其規模之大小與裝飾之精粗，然就衛生條件而論，有必不少者數事，即採光、通氣、排濕、防寒、防暑等是也。是宜於建築之前，先為規劃完善，若待其既成，乃再枝枝節節而改造之，每多不便。此外如應接室、會客室、讀書室、餐室、臥室、小兒室等之地位，廚房、廁所等之佈置，皆不可不先行繪成圖樣，悉心支配。

又居宅有樓房、平房之別，中式、歐式之異，在都市間地價昂貴，為節減經費計，自不得不用樓房。若在鄉僻之區，寧以平房為便。即或不得已必須用樓房者，最高亦不得過三層以上。

據紐約衛生局調查，凡住居三層以上之樓房者，其死亡之數，恒與其樓之層數自乘成比例，蓋樓之層數愈多，則上下之間所費勞力自必愈多，其間老人、小兒偶或不慎，因而傾跌者有之，妊娠因而墮胎流產者有之，故歐美各邦繁盛之都會，其屋之賃價，以層數愈多而愈廉。一般貧民為節省用費起見，雖明知其危害，亦不得不冒險而居之也。

又居宅之建築法，對於衛生上原則論之，中式自不及西式之優，惟宜取其所長而捨其所短，若徒炫於外觀，而忘其本旨，崇拜歐化主義，一味盲從，誠無謂耳。

七　居宅換氣設備法

空氣中之碳酸量，平時約為萬分之四，不能為害於人。經一度呼吸後，及漸增其量，若增至萬分之七以上，即有妨於呼吸，故凡臥室及起居之室，必設法交換空氣，使不致有碳酸中毒之虞。

換氣法有兩種，一為天然換氣法，一為人工換氣法。天然換氣法者，因室內外空氣溫度之差異與風之壓力，自能使內外空氣不絕流通。然在劇場、學校及議事廳等群眾聚集之處，僅恃此法，決不足以應用，故必兼施人工換氣法。

其最簡單而易行者，為多闢窗牖或設排氣窗，使內外空氣呈對流之現象。惟此法僅宜於夏秋之間及天氣晴明之日，若一屆冬期或降雨之時，則室中溫度必被消耗，且濕氣過多，亦於衛生有礙。故宜於壁間設立煙囪，其上端突出屋面，下端開於室內，使室內外之空氣，即由此出入交換。或於室內設暖爐，使室內空氣因被熱稀薄，由煙囪上升而去，則室外空氣流入更易。或用羽狀之輪，藉蒸汽煤氣電氣等之力，使之旋轉，室中空氣自無虞其惡濁矣。

八　居宅採光設備法

日光之效力，能撲滅各種病菌，而減殺其毒性，故室中光線不足，不徒能使視力衰弱，血色不華，且因病菌之繁殖，釀成種種危險疾病，故建築家屋，不可不有採光之設備。凡窗位愈高大者，則光線之射入亦愈多，惟當光線過烈之時，亦有害於目光，宜設窗簾，以消息之。

又學校教室中採光法之良否，更攸關於兒童之目力與學業之成績，其地面與窗面之比例，約需在四與一間，使教室中所有兒童，無論坐於何處，總以得窺見天之一部分，始為得之。又在幽暗之室，無法增設窗位者，則欲增加其光線，可將每英寸內含有二十一條之棱條玻璃，橫列於窗上，使由窗戶射入之光線，因屈折而分播於全室中，惟終不逮直射光線之有益耳。

九　居宅保溫設備法

冬令氣候嚴寒之時，室中溫度過低，體溫每易耗散，非燃燒薪炭，使室中保有攝氏十六至十九度之溫不可。通常暖室之法，有火鉢、暖炕、火爐、熱水管、暖氣管等之別。火鉢多盛行於鄉僻及貧民社會，其法熾炭於鉢，圍以取暖。在薪炭之消費額，雖極節省，惟能減少室內空氣中之氧氣，增加碳酸氣，且發生一氧化碳，有引起中毒之弊；暖炕多行於東北各省，其法疊磚為炕，入薪炭於其中，燒之藉以取暖，其弊亦與火鉢同；火爐之制，有用純鐵製成者，有合鐵與火磚製成者，前者置爐於室中，上接以洋鐵製煙筒，先使回環屈曲於室中，然後乃通於室外。其取暖極速，惟薪炭既罄，冷卻亦極易。

後者多置於壁間，故一名壁爐。上部直接煙囪，有門以司啟閉，欲燃之使熱，一時雖頗非易易，惟既經燃燒後，苟火種不斷，則其熱能永久不散；熱水管之制，先於別室中煮水令沸，以鐵管或鋅管導入於各室內，使室中全部分之空氣溫度增高；暖氣管之制亦同，惟易沸水以蒸汽耳。此二者在暖室法中，當推為第一，既無需掃除灰塵及煙囪，且各室中室度普及而和平，無冷氣侵入及驟冷驟熱之患。惜其設備及修理費甚鉅，恐非通常家庭所能勝任耳。

十　居宅取涼設備法

炎夏之際，驕陽肆虐，火傘高張，旅行及操作於烈日之下者無論矣，就令靜坐斗室中，優游逸豫，排窗揮扇，亦復鑠石流金，汗出如漿，是非有特種設備，藉以驅暑招涼，其奚可哉。

取涼之法，最簡便而易行者，為電氣風扇。惟在窮鄉僻壤，無電氣原動力設備之處，即屬無法。計惟有於居宅周圍，多植竹木之屬，則陽光遮斷，清風自來耳。

此外如盛冰塊於室中，撒涼水於地上，或多蓋葡萄之棚，或蒸發液體空氣，擇其便利而易行者施之可也。

十一　人工發光體之種類

古人以夜者為日之所餘，故凡勤勞自矢者，恒藉人工發光體之力，孜孜於學問及職業未遑少休。然苟選用不得其當，非惟無裨於身業，害且轉及於學心。考人工發光體之種類，隨事物之進化而代有改造，最初所用者，當為獸類之脂肪，次乃改用植物果實及種子之油。此二種油燈，雖發生碳酸及有毒氣體甚少，於空氣成分之改變無甚關係，然究因光線過弱，不切於實用。

油燈進化後，即為蠟燭。我國製者，其原料為白蠟及柏油，歐西製者，其原料為巴辣芬與脂肪酸，光度皆不甚強，且燃燒之時，光焰顫動不定，有損目力。更進而為煤油燈，是為今日鄉村所慣用之發光料，光度較強於油燈及蠟燭，惟其燃燒後之果成物，易令空氣變濁，其發火點較低者，時有爆發之虞，易肇火災，使用時不可不慎為選擇，並嚴加注意焉。與煤油燈並行者有煤氣燈，係蒸煤所得之氣體，就中並含有最毒之一氧化碳氣，一經漏泄，與空氣混合，著火即發生爆裂，且其中一氧化碳又能毒人，故煤氣管及塞，非時時檢查不可。又煤氣燈之唯一缺點，在熱量過高而光度則頗低，故使用之時，必須覆以紗罩，則光度與電燈無異，且其熱度亦可減低，兼有節省煤氣之益。

人工發光體中，最良者為電燈，因其光力極強，與日光不甚相遠，其室中空氣之成分，不因之而改變，而熱度又甚低，兼無火災之虞也。而白熱電燈，較之弧光電燈，更為優良。

十二　家庭植物園之設備

我國豪富之家，居宅之外，必有別莊，羅列珍禽異獸，栽培瑤草琪花，亭台池榭，佈置井然，宴飲遊觀，春秋皆適。其主旨惟鶩誇異矜奇，不主實利，故往往一園之成，需費數萬金，而於身心之涵養，則毫無裨益。予以為此種無謂之浪費，殊可不必。

若結構極簡單之家庭植物園，則必不可省。每當業務之暇，聚家人子女優遊於此，或指示其形態構造，或說明其生理用途，並各導以栽種，課其勤惰，寓學問於遊戲之中，養成其優美高尚之意趣、勤苦耐勞之習慣，實於道德學術兩方面，交受其益。至其設備之法，亦非困難，可擇天井之中或屋後隙地拓地數弓，劃分區域，或以科目分類，或就實用分區，種類不必求其珍異，灌溉務須使之躬親。

久而久之，兒童皆喜親炙植物，富於自然物之研究心，以視種種無益之嬉戲，其利害之相去，寧可以道里計哉！

十三　廚房之設備及清潔法

廚房為飲食物所從出之地，於衛生極有關係。其位置離居室宜稍遠，而與餐室相接近，通常多在屋後之一隅。其中必需之物為爐灶、水缸、食櫃、砧板等。

爐灶旁之薪炭，不宜存積過多，以防火災。煙囪約每星期掃除一次，庶炊煙得自由導之，而出不致彌漫於室中。水缸宜設蓋，俾灰塵及各種汙物無從墮入其中。食櫃宜時時洗刷，四面張以鐵絲網或涼紗，以防蠅類及諸蟲之竄入，兼令通氣。砧板為切割各種食物之器，最易污穢，每日須用沸水洗刷一二次。如有油膩積滯，以沸水洗之，不去者，可代以鹼水。

十四　浴室之設備及清潔法

沐浴為養生上唯一要項，前已略述其種種方法及效益，惟我國通常家庭中，未必盡有浴室。在夏期時，氣溫與體溫不甚懸殊，故不妨在各室中安置浴盆。若一屆氣候稍冷之際，在男子尚得赴公共浴室從事洗濯，若女子則除夏季外，終歲殆無沐浴之時矣。況公共浴室中種種設備，未必盡合於衛生之原則，且浴具多不潔，常有目疾及皮膚病、花柳病等傳染之虞，危害甚大，故不若自備浴室之為得。

浴室之位置，宜擇向陽之處為之，占地約五六平方尺，成一長方形，隔別為二室，一室置衣架及火爐，一室置浴盆。其浴盆以瓷製者為佳，木製者為劣。浴盆之下，兼宜埋藏水泥製溝管，使污水流出於室外。浴後即用絲瓜絡或麻布等擦去其垢膩，並洞闢窗戶，使空氣流通交換，並令陽光射入，俾室中易於乾燥，以免病菌之發育繁殖。

十五　廁所之設備及清潔法

廁所之位置，宜與寢室、餐室、廚房等距離稍遠，以免穢氣與蠅類等侵入。設備之法，構室不求過廣，惟周圍必植以樹木，地面敷以水泥，下設水道。便器以瓷製者為佳，便後即以水沖去之。若不得已而用木製之桶，必設以蓋，每一星期間以清水洗濯地面一二次。

便器之以瓷製成者，可滴稀鹽酸或稀硫酸於其中，以竹筅刷去其汙，再以漂白粉水溶液，則光潔如新。夏季更宜用石灰乳、石碳酸、列曹爾等消毒，以免病菌發育繁殖。

再吾國習慣，喜以便溺等器置之臥室中，往往使室中空氣惡濁，臭氣薰蒸，以之吸入肺中，其害自不待言。敢告一般男女，務急行革除之。

十六　居宅掃除法一斑

居宅以清潔為貴，常見我國富豪之家，觀其外表，非不崇閎壯麗，金碧輝煌，迨一入其內，則蠨蛸在戶，糞穢盈庭，玻窗則黳黮無光，桌椅則塵埃寸積，不特家政廢弛，有虧職業，抑且為病菌窟宅之所，惡疾發源之地。故居宅之各處，除日日掃除拂拭外，並宜於每一星期間行大掃除一次，此時凡屬牆壁、棟柱、屋角、門後、承塵、床下等，平時掃除所不及之處，均宜先去其灰塵，再用水擦拭之使光潔。又鼠類最易傳染黑死病，行大掃除之時，如發見鼠穴，必須用洋鐵板補修，杜絕其來往之通路，平時亦宜設法驅防捕殺，無令生息。

至於掃除之器具，有噴壺、帚類、刷子、拂塵、抹布、拖把等。噴壺製以洋鐵板或白鉛，其噴水之口有小孔甚多，為灑水於地之用，兼可為石灰乳、石碳酸等消毒器。帚類甚多，有竹帚、棕帚、黍帚、蘆花帚等，可視其應用之地位，而適宜選擇之。刷子有棕刷、雞羽刷，專供拂去几案床榻，及高處器物上塵埃之用。拂塵製以馬尾，專用以驅逐蚊蠅，又有用各色三角形布片縛於木杆上，用以揮去衣服及床榻上之灰塵者，謂之布拂塵。抹布以舊布為之，有乾拭濕拭之異。拖把係縛碎布條或粗麻繩於木棒之一端，專供擦洗地板之用。

十七 傢俱清潔法一斑

日常使用之傢俱，則種類繁多，未遑枚舉，苟任其污穢，不加洗潔，則黴菌附於其上，兼發生種種毒質，有害健康，不獨外觀不雅已也。茲就各傢俱中，擇其有關於衛生者，略述清潔數種如左：

（一）床榻清潔法

吾人一生之光陰，半消磨於睡眠之中，故對於床榻而不知清潔，何以尋佳夢而養息精神？其被褥枕墊宜洗濯潔淨，時時曝以日光無論矣。即其他如棕棚、藤棚、鋼絲棚、木板等，及床榻周圍之木杆鐵杆等，亦應勤加擦拭，使之不染纖塵，並宜使帷帳中空氣流通，日光射入。若遇有臭蟲及白蟻發生之時，則宜用除蟲菊粉末遍撒床榻各部，或用揮發油及酒精等注入隙縫中，使之立斃。

（二）地毯清潔法

地毯有羊毛製、棉線製、棕櫚製等，清潔之法不外攜之戶外隙地中撲去其塵砂而已。有時沾有濕泥不易撲去者，則宜先曝於日光中，再以木棒拍之，則無有不淨矣。如係羊毛製之精美地毯，一時因染有污漬不易褪去，可用硼砂一兩，溶於熱水一升中，滴入醋酸數滴，灑於其上，用毛刷逆拭之，再淋以清水，先以濕布摩擦，終乃用乾布拭幹之。

（三）地席清潔法

先以棕櫚帚掃除塵埃，次灑以清水，用硬毛刷順其組織擦之，最後乃用乾布拭乾之。如席面污穢已甚者，可用草酸一兩，溶於溫水一升中，以硬毛刷蘸此液，順其組織擦之，次以布蘸冷水拭之，最後乃拭以乾布。惜其組織面因此易於受傷。

（四）玻璃窗清潔法

以布片或法蘭絨蘸煤油、揮發油、酒精、亞摩尼阿水等搽於玻璃片上，再用舊報紙或乾布片擦之，即晶澈透明。或以白粉和水拌勻，塗於其上，俟乾後，再用布拭去之。

（五）木器清潔法

木器之曾經髹漆者，清潔之法固屬易易。若係白色木器，染有污漬，則宜先以棉花蘸酒精擦之，更洗以小麥粉與濕水。

（六）銅器清潔法

銅器遇酸類及濕氣，易生銅綠，其毒頗烈。清潔之法，可用硫酸一分，滴入清水十二分中，以布浸之，再用灰滲乾，用以擦拭銅器，其效極大。

（七）溺器清潔法

溺器用之日久，則垢膩積滯，頻發臭氣，可入水其中，溶以綠礬少許，並用下楞子蕩滌之。

第五編　衣服養生術

一 概論

生民之初，寢皮衣葉，無所謂衣服也。有聖人者出，以裸而相逐，無異禽獸，赤身露體，難抗寒威也，於是為之上衣下裳以區別之，為之夏葛冬裘以調節之，而吾民乃始得免於氣候之支配矣。是故論衣服之起源，其主旨之所在，無非抵抗外氣，保證體溫已耳。

迨人事漸進，禮節日繁，於是又別之為法服褻服，美之以黼黻文章。且也縫掖章甫，為儒者之常服；雄冠劍佩，表武士之尊嚴。故古人以服裝，標其職業，品其尊卑，自天子以至於庶人，皆有規定之制服，不容混淆或僭越。《傳》曰：「衣，身之章也」；又曰：「服之不衷，身之災也。」《曹風》曰：「彼其之子，不稱其服。」是衣服之於人類，舍禦寒之外，且兼為章身之具矣。

獨奈何世之昧於事理者，竟忘其本義，惟騖美觀，斤斤較量於花紋色彩之配合，貂獺狐豹之應時，不屑勞其精神，耗其資財以圖之。往往一裘之值，數逾千金，一衣之成，工需浹旬。然苟有益於吾身，無損於健康，猶之可耳，顧吾常見今之富貴者矣，平時蟄居複室，狐裘獺冠，猶不時瑟縮其身，及一出戶外，偶為寒氣所侵，傷風感冒，即相迫而來。轉不若短褐不完者，跋涉操勞於風雪之中，不因寒威之侵襲，而妨其活動。蓋一則因消極護衛，喪其天賦；一則因積極鍛鍊，日增頑健也。況專務外觀之人，往往徇一時之俗，尚不惜犧牲其寶貴之生命，以博途人之贊許，故緣尺寸之過狹，致胸部受壓迫，肺臟因而萎縮者有之；血流因而阻礙者有之，徇俗忘身，其愚可憫。

寄語青年男女，其急反求於古聖人創作衣服之本旨，務求適體而止。幸勿專為縫工作勞役，為紬緞肆作織物消行之廣告料，斯可耳。

二　衣服原料之選擇

衣服原料，分棉織品、麻織品、絲織品、毛織品等數種。棉織品與毛織品，體質疏鬆。中蓄空氣頗多，保溫力較強，兼能吸收由皮膚中排泄之水氣及汗物，蒸發之而驅除於體外；麻織品與絲織品體質密緻，中蓄空氣甚少，熱之傳導較易，雖亦能吸收體中排出之水氣及汗物，惟發散較速，故就保溫之條件而論，冬季衣服，自當選用毛織品與棉織品，而毛織品視棉織品則尤勝。

若夫時當盛暑之間，地處赤道以下，則其所需原料，不得不改用麻織品與絲織品，因此二者其性質，適與毛織品及棉織色相反，體溫之傳導及發散均較速，暑時服之，使身體有涼快之感也。

三　衣服顏色之選擇

衣服之色與體溫之調節，亦極有關係。據物理家言，凡黑色物體，其吸收光熱之力較強，白色者則較弱，因太陽中七色光線，全被物質吸收時，即為黑色，全被反射時，即呈白色也。

試觀西人衣物，夏時多用白衣、白冠及白帆布之履，一屆秋冬之交，即改用灰色或深黑色之服，其故可思矣。惟衾褥之裏面及襯衣，無論冬夏，皆宜採用白色，則因其污穢易見，便於洗濯耳。

四　衣服寬窄宜適體

近時衣服制度，時有更易，始則專尚緊窄，繼即改為寬博，一歲之間，風尚數易，一般徇時尚者，目不得不隨之而率由其軌道。不知衣服過於狹小，壓迫諸臟器，使不得充分發育，固有妨於吾人之健康；然寬博過度，則起居動作之間，在在感受不便，於人生之活動量不免減少。

況吾人在冬季之時，所以能保證體溫不致散失者，全恃衣層中空氣之停蓄，乃能格絕外氣，抵抗寒冷。若過於寬博，則內外空氣之流通，毫無阻礙，冷熱出入，異常便利，必致體溫漸被耗散而失其保溫之任務。

其在勞動社會，日處於機械輪軸之間，倘使寬襟大袖從事工作，偶或不慎，為機軸等所牽連鉤結，且有危及生命之虞。故衣服寬窄，惟求適體，過大過小者，不宜於衛生也。

五　夏日出外宜戴帽

國人習慣於冬季時，無論家居外出，必戴暖帽。及一交夏令，則往往科頭露頂，遊行於烈日之下。不知夏期日光強烈，熱度頗高，苟任其直射腦部不加掩覆，極易誘發腦充血而成中暍（一名日射病）之症，其症狀為頭痛、眩暈，甚或猝然倒地，不省人事，體溫上升，脈搏細小，治之不得其法，即致死亡。其在小兒，更有誘發腦膜炎者，初為發狂譫語，全身痙攣，終則顏色蒼白，四肢厥冷，陷於昏睡而死。故凡夏季外出，必須戴帽。其材料以麥藁燈草及木髓等製之質，以輕鬆者為貴，色以潔白者為佳。其帽簷須略廣，帽頂或帽壁之周圍，鑿孔數個，藉以透風。

六　禿頭之原因

夏日因日光強烈，故出外旅行時，不得不借帽以保證其腦部。若平時燕居室中，則以不戴帽為宜。因髮之生長，宜任其自由發育，苟稍加以壓迫，即能阻止其發育之機。故常時戴帽者，類多禿頭，其緊密而不透風者，為害更大。

夫髮之功用，本為一種天然護腦器，帽則藉以補助髮之所不及者。今因慣用補助器之故，反使天然之護腦器，不克盡其完全之任務，誠非智者所宜出也。

七　赤足之危險

野蠻人種，終年赤其雙趺，以足蹠之面，與地面相接觸，故恒多足疾。蓋兩足任余身之重量，與地面時相衝激，非善為護衛，極易受傷。且地面所有之物，不免蘊有毒質，若常跣足履地，一經感染，往往潰爛出血，不易治癒。而由地板下蒸發之氣，尤易使足部受病，襪者即所以預防此種種患害，而調護足部之唯一介胄也，故無論何時，除睡眠及沐浴之外，不宜脫襪。

即當游泳及海水浴之時，亦仍宜用之，以防水中動物之螫齧。惟平時換洗宜勤，多腳汗者尤然。

八　襯衣原料之選擇

襯衣緊貼於皮膚，關係綦切，其所用原料，必須選取空隙甚多，且富於吸收性而蒸發極緩者用之。

蓋人體水分之蒸發，無時或歇。其在暑天或劇動之時，額汗涔涔，狀似貫珠者，謂之可覺發汗；若平時則無論何部毛孔，亦時有汗液之分泌，試觀於手掌、足蹠及腋窩等部，時常濕潤，即其證也，是謂之不覺發汗。當汗液分泌之時，體內廢物亦隨之而出，此時非有物吸收之，必致堆積於皮膚之表面，閉塞毛孔，使排泄不能旺盛，影響於全身之新陳代謝。

故襯衣之原料，以法蘭絨為最佳，次為棉絨及粗布，因此種材料，其組織間多含空氣，能保獲體溫，兼能吸收汗液，其蒸發又頗緩，不致奪卻體溫也。至於絲織物及光澤密緻之布，價格雖較昂，而不適實於用。又襯衣雖宜不時洗濯，然不可漿粉塗布及熨斗熨帖，蓋恐因此而失其上述之功用耳。

九　腰帶褲帶之廢除

我國男子常服，恒喜於長衣之外束以腰帶，甚或有視為一種裝飾品，非在必要時而亦用之者，因此使胸腹部之運動障礙，其弊不亞於女子之抹胸與西婦之束腰，是宜即行廢除。至褲帶雖屬不可少之物，然繫之過緊，其害亦同於腰帶，不如更變褲之各部，改從西式，於褲之前後鈕釦聯合之，並於其上緣，亦綴以鈕釦，用背帶前後緊扣之，則一轉移間，其利害之相去極鉅，而於個人經濟，似亦不致受何種影響也。又吾國男子及大江以北之女子，其褲腳部必用帶緊紮之，其結果能令血行不得達於足部，而失其組織之營養，易致麻木不仁。

近時習尚，有改紮腳褲而為散腳褲者，於衛生上不可謂為絕無見地也

十　中西男女服裝之比較

世界人類風俗不同，男女服裝，亦因以各異。就其服用範圍最廣之民族而言，

可分為二種，即一為中式，一為西式也。至朝鮮及日本人民，其服裝雖各自成一種風氣，然以流行不廣，僅限於其本國，故無討論之價值。

論服裝格式之優劣，或揚中而抑西，或是歐而非亞，其間聚訟紛紛，各有見地，然余以為就衛生之原則及做事之便利而言，則男子服裝西式似優於中式，女子服裝則中式優於西式，茲就其各件一一比較之：

（第一）西式之帽優於中式也。蓋中式之帽，目前所最盛行者為瓜皮小帽，此在冬季及家居時，固覺輕便溫暖，足以抵禦寒威，保證腦部。惟一至春夏之交出外旅行時，即失其功用，不若西式之帽，無論其為平頂軟便帽、密縫軟便帽、軍警及學生用操帽、大禮帽、常禮帽、學士帽及夏季所用之麥蒿帽、草帽、燈草帽等，其帽簷皆深廣，能隔絕光線，不令直射於腦部及兩目，可免中暍及傷目之虞。

（第二）西式之衣優於中式也。考西式之衣，分內衣與外衣二種。內衣即所謂襯衣，冬時用毛織品或棉絨製之，夏如衛生衫等是。夏時以線織品製之，如汗衫等是。外衣有外衫、背身外套大衣等，其制皆左右平均，長短合度（常服之長或與胯齊或過胯一二寸，禮服則稍長，略與膝齊），不若中式之衣於大襟之外，右方更綴以小襟，以致左右兩方，保溫之度不能平均。且外衣之下方，長及足面，袖之長度，亦過手尖，行動做事皆感不便。今僅就中西人士之行路一端而觀，一則龍驤虎步，便捷輕利；一則禹行舞趨，紆徐為姸，雖攸關於體格，然亦服裝有以束縛之也。

（第三）西式之褲優於中式也。即中式之褲，必用褲帶及紮腳帶，其弊能令胸腹部不能自由舒展，且阻礙血行，不若西式者，可用背帶且係散腳，無上述諸弊也。

（第四）西式之鞋，優於中式也。在中式之鞋，多製以布帛，其輕暖柔軟固有特殊優點，惟其所保護之地位不及於足背，且左右相同，使足骨受傷，失其天然之形，不若西式之鞋，製以獸革，包圍足面，且左右異形，成足形適合也。

就上述諸點觀之，則是男子服裝，西式優於中式者甚多。且西裝以輕薄為貴，不宜過厚，致成臃腫之狀，故若能童而習之，自足以養成一種耐寒之習慣，使皮膚之抵抗力愈強。惜其所用材料以舶來品居多數，斯則不能無遺憾耳。

至我女子服裝，西式不及中式之優，約舉其害有數端焉。

一、為裙之過長，雖臨風招展，則具豐神，然究於行動及操作，諸多不便。

二、為衣之過窄及束腰，其弊害已屢述於前，茲不贅。

三、為鞋之後跟過高。

人類之足，本具一種器械之作用，其狀無異於弓，即之背足穹隆部，為弓之中央，踵與趾尖為弓之兩端，必兩端著地，始能負擔全身之重量。今狹其趾尖，又懸其踵部，使不得平貼於地上，則是使全身之重力集中於足尖之一部，不惟起立行動不能支持穩定，且因足跟與地面之衝激力，傳其震動於脊椎，貽害甚大。

曷若中式女裝，長短合度，寬窄得中，行動操作，既無不便之感，而又不失其美觀。聞美國女子，近多喜效中裝，一時風會所趨，大有互相競慕之勢，足見中式女裝，於衛生原則上，固佔有優良之價值。奈何今之醉心歐化者，棄其所長，而反效人之所短乎。

十一　新舊流行服裝之得失

比年以來，習尚奢侈，青年男女飽食戲嬉，無所用心，於是各出其心裁，專注力於衣飾之研究，此倡彼和，互相誇讚，一若人生問題，更無有大於此者。其結果所得，不過衣褲冠履，格式屢變，領釦緣飾，花樣翻新。男子有然，婦女更甚。

凡關於若輩所注意之要點，如色彩之配合，花紋之選擇，式樣之奇異，在本書範圍內，本無討論之必要，茲特就其有關於衛生者，取新舊流行之諸式，一商榷其得失焉。

考我國男女，服式之變遷，其遠者姑暫置不論。若在十餘年前，則猶崇尚狹小之制，故無論男女，大都狹領窄袖，緊貼肌膚，其有妨於血液之流行、肺臟之呼吸、腸胃之消化、胎兒之孕育固不待言。至近年，始易以寬博之制，於是胸腹各部，始得活動自在，於衣服之衛生上，不得不謂之稍見進步。

惟新流行之女子服式，衣袖僅及肘部，褲腳高懸膝際，當夫春夏之交，氣候溫和，捉襟露臂，或尚不致受凍。一屆冬令，試問以血肉之軀，終日暴露於寒氣中，有不引起凍瘃及皸裂等皮膚諸病乎？至於褲腳過短及過大，易使冷空氣由外侵入，體溫耗散較多，寢假且釀成腸加答兒之症。且緣此腿部肌膚，易於外露，就觀瞻上而論，亦殊不雅。況褲腳既短，褲襠自不得不加高，因此陰部表面，時被摩擦，小之足以引起淫慾，大之足以誘發炎症，徇一時之俗，尚貽病患於無窮。今之專尚外觀者，一覽本節之說明，其亦有動於中，而憬然知所覺悟矣乎？

十二　穿耳籠臂無殊桎梏

我國舊俗，凡女子年屆六七齡時，必為之裹足穿耳，云以別於男子。今雖裹足之風漸將革除淨盡，惟穿耳之習，猶盛行於各地。夫以血肉之體，無故鑿之成孔，其傷生害理，自不待言。況鑿孔之後，又懸以金屬珠翠之環，使纖微之筋肉，任載重之義務，偶一不慎，皮破血流，必致釀成潰爛，禍且及於聽官。至臂釧約指之屬，其害能壓迫筋肉，阻礙血行，無異施桎梏於手足。

況「慢藏誨盜」，古有明訓，今以價值數千金之珠釧鑽戒，御之於指臂間，出入炫耀，惟恐人之不見。當茲生計惟艱之日，使一般無賴者見之，有不歆羨而起劫奪之念者乎？語云：「匹夫無罪，懷璧其罪。」今則不惟懷之，又從而衒之，無惑乎？今之都市間，因此而殺其身者之多也。

十三　赤身露體不脫蠻風

衣服之於吾人，除保證體溫外，兼為章身之具，前已言之。故凡住居於此世界之人民，除野蠻種族外，殆無不製有適當衣物，掩蔽其體，蓋所以自別於禽獸也。況衣服雖以禦寒，亦兼能抵抗暑氣，故夏日用之，可免炎威之直接熏炙。

獨奈何我國中流以下之社會，不解斯義，每喜於炎夏之日，露其上身，或燕居私室，或遊行市肆，相習成風，恬不為怪。其見視於外人，貽笑於鄰邦，目之為野蠻，評之為半開化，固其宜也。

十四　垢服濕衣易使皮膚受毒

人僅知襯衣不潔，能令汙物堆積於皮膚，閉塞毛孔，失其排泄作用，而不知其更有受毒之患也。蓋吾人由膚孔中所排出之汗液，其成分中除水占九十九%外，餘則為鹽類（食鹽）、尿素、脂肪等。此種物質，在襯衣中經時既久，往往能起一種化學變化，發生毒質，皮膚還吸此物，即致中毒。況不潔之襯衣，常為病菌之窟宅，若更吸收有害氣體，則為害更烈。至濕衣之為害，除因蒸發水氣，奪取體溫外，且能沾染塵埃及其他不潔物，其對於皮膚之受毒，與垢服無異。

故凡衣類過雨沾濕，或因發汗而濕潤者，必曝之日光中或洗濯之。至襯衣有垢，尤需勤為洗濯。洗濯之法分乾式與濕式二種。乾式者謂無需將衣物漬入於水中，僅用能溶解脂肪之物，如揮發油、偏蘇爾等塗於其上，以熨斗熨之，即能去其污穢也。濕式則必須將衣服全部浸入水中，或用煮沸法，或用蒸熱法，或用掌揉，或用足踏，或用刷洗，其法雖不一，其目的要在使衣服中之脂肪，起化學分解而除去之。其所用原料，為灰汁、鹹類、硼砂、肥皂等，而尤以肥皂為最適用。

十五　重衾厚褥能令魂夢酣甜

睡眠時各體之動作，悉行停止，體溫發生較少，且易於發散，故非用衾褥等被覆之，易罹感冒。衾褥之材料，最佳者為毛織品，次則為絲棉，又次為棉絮。衾以質輕性柔為上，而層數不妨稍多，因二層之薄被，其保溫之力，優於一層之厚被也。褥則以愈厚而愈佳。如嫌衾褥過冷，有妨睡眠，可用沸水灌入膠皮袋中溫之，切不可用腳爐溫衾，因其能發生碳酸，使空氣變濁，兼有火災之虞也。

夫吾人終日塵勞，形神交瘁，全恃一枕黃粱，得優游於華胥之域。倘衾寒於鐵，永夜不能成寐，又何以使魂夢酣甜，消除其各體之疲勞哉。

十六　衾褥須多受陽光

衾褥之內面，與皮膚時相接觸，極易污穢，故必用白色之布，為之一見，有垢膩堆積，即洗之使潔淨。每晨起身後，先將寢室窗戶洞闢，使新空氣儘量輸入。然後得衾之內面，翻轉使露出於外，約經數十分後，始折疊整齊。

遇天氣晴朗之日，尤宜時時曝於陽光中，一則體中排出之水氣，附於衾內者，可使之乾燥；二則因日光有殺菌之力也。

十七　旅行應自攜寢具

近自交通日便，無論男女，均喜旅行，於是名都巨市間，旅館客寓，櫛比鱗次，且多備衾褥，以供旅客之需用，誠至便也。惟是旅館衾褥，非一客所專用，甲去乙來，其間難保無結核、梅毒病、疥癬等毒菌及蟲類窟宅於茲，稍不經意，難免感染，自貽伊戚，夫復何尤！

故旅行之時，雖不必得應用衾褥，盡行攜帶，然必需備有單被一幅，以供貼身之用。或另製寢衣一襲，長與身齊，就眠時罩於襯衣之外。俾皮膚不致與衾面相接觸，或亦為防患於未然之一法歟。

第六編　靜坐養生術

一 概論

靜坐法之發明，由來舊矣。《周易》之所謂「閒邪存誠」；老莊之主寂靜；禪宗之主入定；以及宋儒周濂溪之虛靜無欲；二程之「主一無適」；朱子之所謂居敬；所謂虛靈不昧，豁然貫通，雖不標靜坐之名，實隱寓靜坐之意。

蓋吾人稟天地之清氣以生，本具有靈明之智覺，徒以七情六慾，紛擾吾心，舊業新魔，時來侵襲，遂令清潔無垢之明鏡，忽生翳障；微風不波之止水，陡起狂瀾，則不知格去外物，求其放心之害也。

夫人類一身之構造，語其粗者，則為百體官骸，語其精者，則為心靈腦府。百體官骸，猶之各部機關，其功用在於動；心靈腦府，猶之中央樞密部，其功用主於靜。務令靜以制動，勿令動以害靜，夫而後乃能身心一致，百脈調和，有臂指相使之妙，無尾大不掉之患。欲達此目的，非實行靜坐，屏除雜念，創造強有力之中樞，其奚可哉？

論靜坐之原理及方法者，坊間所出版之書，度已不下四五種，惟大都取材於東鄰，而於我國固有之儒釋老莊諸家所研究之學說，多未採及，是豈得免於數典忘祖之譏？本篇彙集諸家心得之學說及其方法，合為一爐，務令古聖與今賢互相印證，以為讀者從事實習之南針，從此養成國民縝密沉靜之腦府，光風霽月之襟懷，進可與世界群雄，角智力於天演之場；退亦足以頤養天機，驅除疾病，以視日孜孜於肢體之衛護與醫藥之研究，徒事補置罅漏，輒自以為盡其養生之能事者。其枝葉與根本之距離，寧待兩言而決哉。

二　儒家靜坐法

儒家雖無靜坐之說，兼不具一定法式，實則所謂居敬、慎獨、存念、涵養等種種心法，無在不含有靜坐之意味。茲摭集宋賢以後諸主家靜坐之說，以實吾書。

有人問周濂溪：「聖可學乎？」曰「可。」「有要乎？」曰「有。」「請問？」曰「一為要。一者無欲，無欲則靜而虛，動直靜虛則明，明則通；動直則公，公則溥。明通公溥，其庶乎。」

謝顯道從明道先生於扶溝，明道一日謂之曰：「爾輩在此相從，唯是學顥言語，故心口不相應。盍若行之耶？」請問，曰：「且靜坐。」

伊川亦好靜坐，每見人靜坐，輒歎其善學，嘗曰：「學者先務，固在心志，然屏去聞見知思，則是絕聖棄智。欲屏思慮，患其紛亂，即須坐禪入定。如明鑒在此，萬物畢照，是鑒之常，使之不照，卻為難事。人心不能不交感萬物，使之不思卻為難。若欲免此，惟是心有主。如何為主？有主則虛。大凡人心，不可二用，用於一事時，則他事更不能入。敬者以一為主，謂之敬。一者，無適謂之一。」

朱子曰：「靜之字原非死物，至靜之中，蓋有動之端焉，是乃所以見天地之心者」；又曰：「靜坐非是要如坐禪入定，斷絕思慮，只收斂此心，莫令走作閑思慮，則此心湛然無事，自然專一。及其有事，則隨事而應；事已，則復湛然」；又曰：「大凡學者，須是收拾此心，令專靜純一，日用動靜間都無馳走散亂」；又曰：「靜字只好作敬字看，無欲故靜。若以為虛靜，則恐入釋老」；又曰：「若無二夫，則動時固動，靜時雖欲求靜亦不可得，靜亦動也。動靜如船之在水，潮至則動，潮退則止。有事則動，無事則靜。雖然動靜無端，亦無截然為動為靜之理，如人之氣吸則靜噓則動。」

陸象山曰：「正坐拱手，收拾精神，自作主宰，萬物皆備於我，何有欠闕耶？」

陳白沙之學，以靜為主，嘗教學者端坐澄心，於靜中養出端倪。又嘗自述其見性悟道之事曰：「閉門不出，日靠書冊，尋之廢寢忘食。如是累年，而卒不得，於是舍彼之繁，求吾之約。惟有靜坐久後，覺吾心體隱然呈露，常若有物，乃渙然自信曰：『作聖之功，其在茲歟！』」

王文成公為有明言儒學者之大宗，然其為學之法，全以靜坐頓悟為旨。明弘治十五年先生年三十一歲，築室於四明山之陽明洞，靜坐養生於其中，習長生久視之道。久之預知人吉凶，其後貶為龍場驛丞。自謂於一切得失榮辱，皆能超脫，惟生死一念，尚未能去懷，乃為石槨，自誓曰：「今惟俟死耳，他復何計！」日夜端居默坐，澄心清慮，以求諸靜一之中。忽一夕大悟，踴躍如狂，又嘗破三浰之巨賊，兵馬倥傯之際，告門人曰：「破山中賊易，破心中賊難。剪除區區鼠竊，不足為異，若諸賢掃蕩心腹之寇，收廓清平定之功，此誠丈夫不世出之偉績也。」

又九川問：「靜坐屏息，念慮愈加擾亂，如何而可？」先生曰：「念如何可息，只要正。」又問「有無念時耶？」曰：「實無無念時。」又戒劉君亮山中靜坐曰：「汝若以壓外之心去求靜坐，是反養成一種驕惰之氣了。」又曰：「靜坐之事，非欲坐禪入定，欲補求放心一段。」又曰：「姑教靜坐，久之漸有喜動厭靜，流入枯槁之病，只做得沉空守寂，學成一個癡呆漢。」

三　釋家靜坐法

釋家之學，以出離生死，證入涅槃為指歸，雖宗派各異，而要以禪宗為其中堅。禪亦名禪那，梵語禪定，謂住心於一境，妙參正覺也。

溯禪宗之始祖，本為迦葉尊者，二十八傳而至達摩，始求東土，實為我國禪宗之第一祖。再六傳而至慧能大師，以授諸大弟子，始分為臨濟、溈仰、雲門、法眼、曹洞等五宗。其教以直指人心，見性成佛，不立文字，號為頓教，又名心宗。

至其入手方法，應自入定始，即吾人所謂靜坐法也。

按禪家坐禪之式，以道元法師所著《普勸坐禪儀》所記最為詳明，其言曰「結加趺坐，先以左足安右肶（肶音陛，髀股也）上，右足安左肶上或半加趺，或以左足壓右足皆可。次以左掌安右掌上，以兩大拇面相拄，徐徐舉身。良久，復左右搖振，乃正身端坐，不得左傾右側，前躬後仰，令腰脊頭項，骨節相拄，狀如浮屠。令耳與肩對，鼻與臍對，舌拄上齶，唇齒相著，目須微開，免致昏睡。身相既定，氣息既調，寬放腹臍，一切善惡，都莫思量，念起即覺，覺之即無，久久忘緣，自成一片。若得此意，自然四大清爽，所謂安樂法門也。若已發明者，如龍得水，未發明者，但肯辨心，必不相賺。出定之時，徐徐動身，安詳時中，護持定力，如認嬰兒既定力易成矣。所以探珠宜浪靜，定水澄清，心珠自現。」

至於坐禪之時間，一日中無論何時，均可行之，惟以晨夕二時為最宜，其食後未達一時以內，或空腹時，皆不宜行之。

坐禪地位，可擇清靜薄暗之室，鋪以徑一尺二寸、圍三尺六寸之圓形蒲團，位置務須整齊，質地必選柔厚。又坐禪時衣服必使寒暖適宜，惟雖在極冷天氣，亦不穿襪，可用寬大之衣裾覆其下部，使足趾不露於外。

若坐禪已得適當之久而欲起立者，宜先得兩手安置於兩膝之上，徐徐搖動身體，約七八次，旋乃開口吐氣，伸直兩手，互相押疊，安靜立起，惟心須極鎮定。既立起，則靜步於室三周，且前步而後步宜相接，不可跨之過廣。

則此時精神充於腳頭，元氣收集於氣海丹田，中懷如鑒空衡平，毫無雜念。持行久久，不獨肉體強健成金剛不壞之身，且方寸間晶瑩透澈，由定生慧，寖寖且有超凡越聖之望矣。

四　道家靜坐法

道家之學，以黃老為始祖，以莊列為嫡派，其發源遠在儒釋二家以前。若其修養之法，則專以虛靜為宗，固與儒釋無以異也。道書之最古者，為黃帝之《陰符經》、老子之《道德經》、莊子之《南華經》、列子之《沖虛經》，雖於靜坐之法，未經明言，然其主靜之說，則可得而舉焉。

《陰符經》曰：「自然之道靜，故天地萬物生（中略）。聖人知自然之道不可違，因而制之。至靜之道，律歷所不能契，爰有奇器，是生萬象，八卦甲子，神機鬼藏，陰象相勝之術，昭昭乎進乎象矣。」

《道德經》曰：「眾人熙熙，如享太牢，如登春台，我獨泊兮其未兆，如嬰兒之未孩。眾人皆有餘，而我獨如遺，俗人昭昭，我獨昏昏，俗人察察，我獨悶悶，澹兮其若海，飂兮若無所止。」

《南華經》曰：「人莫鑒於流水，而鑒於止水，惟止能止眾止」；又曰：「聖人之靜，非曰靜善，故靜也。萬物無足撓心，故靜也。水靜則明燭鬚眉，準平則大匠取法焉。水靜猶明，況精神乎。聖人之心靜，天地之鑒，萬物之鏡也。夫虛靜恬淡，寂寞無為者，天地之平，道德之至也。」

凡此皆所以示虛靜淡泊，能明心見性，無異於釋家所謂明鏡止水之喻也。又道家修養之法，以導引為入手方法，而導引又必先從數息入手，以心息相依為度。實則道家之所謂數息法，即儒家所謂靜坐、釋家所謂入定也，惟其方法略有不同。

法於晝夜空腹時，入靜室閉門，高枕仰臥，兩肩須平，兩臂伸直，瞑目閉口，周身毋用力，除去妄想，以全身元氣，凝集於氣海丹田，務使臍之下部，緊張若皮球，一面默數鼻間出入細長之息，自一至十，至百至千，則其時心地空明，宛如自忘其身之所在，寂然而無動，湛然而無為。苟數息至三千以外，但覺世界清涼，別有天地，其快活竟無可比擬，所謂神仙之樂，不外夫是。

至於道家丹書中所載朱砂鉛汞龍虎諸說，不過用以借喻身心，固非專恃外丹以為服食之餌也。後世所傳煉丹之說皆方士藉以為欺人之具耳。

五　藤田式靜坐法

本法為日人藤田靈齋氏所創造。據藤田氏自述，幼時因患目疾，服藥過多，致腸胃感受藥毒，遂成慢性腸炎。其後復因自甘暴棄，好借酒以驅愁，遂並成神經衰弱之症。時覺左腕痲木不仁，幾瀕於死，不得已乃專注力於身心之調和。法行之久久，頓覺心境虛明，諸症漸減，遂繼續加工，實地潛修，不久竟將宿疾盡蠲，並覺精神上亦起空前之大變化。

由是遂深信靜坐法之效益，且欲兼以度人，乃於東京之南組織一養真會，而自為之長，其弟子甚多。

藤田氏教人之法，分初傳、中傳、奧傳三等。初傳有息心調和法，即氣息與思慮，務使之互相調和也；中傳有身心強健秘訣；奧傳則不立文字，全憑口授。

其實習方法分調身法與調息法、調心法三項。調身法者，即靜坐時應取得之姿勢。調息法係專論各種呼吸之方法及利害者（詳下篇）。至調心法，則專恃精神上之觀念，由固信確信，而治癒種種疾病，其玄妙誠非淺見者所能窺見也。

藤氏之調身法分二種，

一曰通法，其坐法與釋家之坐禪儀式無異（見前），惟必先向下腹部用力使之突出；

二曰隨意法，則於實修時不拘一格，或用全跏趺坐，或用半跏趺坐，或踞坐，或椅坐，皆可。推而至於端身直立，或平臥床上，亦無不可，惟其身體之姿勢，必使之整齊耳。

六　岡田式靜坐法

本法為日人岡田虎二郎氏所創造，故名岡田式靜坐法。岡田氏之生也，居母腹中僅八月有半，自幼體弱多病，及十三四歲時，忽思注力於靜坐。其後又涉獵孔老耶佛之經典，並漫遊歐各國，於心身修養之法，深有所得，歸而設靜坐講習會於東京之牛亡區，其弟子之多，幾及四五萬人。

今日岡田氏之體格，固異常雄偉強健，與前已判若兩人，即其他之受業於岡田氏者，亦各得圓滿之結果而去，幾有與藤田靈齋氏爭相雄長，並驅中原之勢焉。惟藤田氏之教人也，於以身作則之外，兼立文字。岡田氏則悉由親授，且不說明其理由，是則不無相異耳。

岡田氏靜坐之法，分正姿勢與調呼吸二事。調呼吸即呼吸法，俟下篇述之。茲先記其靜坐時應取之姿勢如左：

岡田氏靜坐之原理，在於全身重心之安定。因人身各種疾病之源，無論關於臟器的與精神的，莫不由於重心不安定所致。蓋重心失其安定，則各臟器之血行即失其調節，甚至七情之發亦不能中節，諸種疾病即隨之而生矣。而欲安定重心，捨靜坐末由，其唯一要領，尤在集注全身之力於臍下丹田，使之膨脹堅實，且富於彈力，不致動搖，故其坐時，有宜注意者數事：

（一）兩足相疊，左下右上，如覺疼痛麻木，可上下更換之；

（二）臀部向後方突出；

（三）腰宜屈曲於前；

（四）腹之下部宜令膨大於前方，且須充分運力於其中；

（五）兩膝宜開張，約成四十五度之角；

（六）宜收窄胸部，降落心窩（按此事為本靜坐法與他種靜坐法特異之點，最難而亦最要者也。學者極宜注意）；

（七）以一手之五指輕握他手之拇指左右，不論靜置於腹下或膝上或股跟均可；

（八）口宜緊閉，惟上下齒不可嚙合；

（九）目宜輕閉，免為外物所紊亂；

（十）宜以鼻徐徐呼吸。

至於靜坐之時間，無論何時，有可行之，且習於此事者，即行住臥立間，亦莫不含有靜坐之意味，其時刻以愈久而愈佳。惟初次學習者或事務紛繁之人，每日可於朝起及就寢前，略坐三四十分鐘，若能延長至一時尤佳。

七　諸家靜坐法區別之點及其得失

就上述各種靜坐法觀之，其間不能不無區別，即儒家之靜坐法，本無所謂一定儀式，且其目的專在於掃除雜念，收拾放心，實係一種精神養生法，於生理上不受何等影響。

道家則視儒家稍進，且兼知注意於數息，然就其持行時之儀式而言，與其謂之靜坐法，毋寧謂之靜臥法也。

至於釋家，則視道家更進，且其所規定之法式，於生理上亦極為適合。惟行之不善，往往易陷於枯寂，若夫宋元以來諸家所創作之唱和禪、公案禪、念佛禪、土地禪、降伏禪等，不惟於養生上毫無裨益，且全屬宗教儀式，不合於今世之修養法。

（按所謂唱和禪者，即法師以一語授其徒，其徒即應聲而和之，如授以趙州之無字，則群應聲曰：無無無。餘以此類推。公案禪者，即師於其徒靜坐時，授以公案一則，使之參悟，悟悟後，令其向師述之，若其參得之意境，適與其師相印證者，謂之透公案。念佛禪者，即淨土宗執持名號之法也，其法任指一彌陀或觀音及其他諸佛名號，於靜坐時默念其名云，依其力得往生西方極樂國土。土地禪者，謂兀然枯坐，毫無所事，不思不慮，不唱不念，一如泥塑之土地神，迨功候既到，身心自然脫落，廓然大悟也。降伏禪者，謂遵師所示，以坐禪工夫為降伏煩惱及妄想之具，如施野馬以羈勒，驅遊蛇使之入於竹筒也）。

然則就目前而論，靜坐法自不得不推岡田式與藤田式為極軌，惟岡田式專注力於腹部之發達，使吾人成一種不倒翁之式，推之不動，擲之不倒，誠足置吾身於泰山磐石之安。惟不免偏於保守，短於進取，不若藤田式之側重於精神方面，而於體軀方面，亦未嘗棄而不顧，心身合一，內外兼修，其神秘與玄妙，殆不可同年而語。再岡田氏之靜坐法，係屬踞坐之式，與日人雖屬相宜，然移之於我國，殊多不便，故欲實行練習，須改用我國習慣法。

第七編　呼吸養生術

一　概論

呼吸與生命最有關係，呼吸停止，生命即因以不保，前於第二篇中已略述其概要。顧吾人平時雖無時不有呼吸運動，然按之生理學原則，實不得謂為盡其呼吸之能事，故凡欲使身體強健，萬病消除，克享其人類應得之遐齡，非有特殊之呼吸法不可。考呼吸法之種類凡三：

一曰肺尖呼吸；二曰胸式呼吸；三曰腹式呼吸。

肺尖呼吸者，其呼吸極微，肺臟之活動僅在肺尖部，是為睡眠與疾病時及婦女所常行之呼吸法。

胸式呼吸，則因吸息時肋骨之上舉，令肋骨與胸骨共向前方突出，於是胸廓前後左右悉增其徑，氣體即流入於肺部，故其時胸壁膨滿，而腹壁則凹入；至呼吸時，則因筋肉弛緩，肋骨下降，胸廓與肺臟仍復其舊位，凡通常之呼吸皆屬之。

腹式呼吸，乃緣橫膈膜放射筋之收縮，壓腹部臟器使下降，故吸息時，下腹凸出，與胸式呼吸適相反，呼吸時則因其反動力，令橫膈膜再被壓於上方，而復其原位。

此三種呼吸法中，以肺尖呼吸為最有害。因肺尖為肺臟中最弱之部分，若常受冷空氣之刺戟，則日趨柔弱，易為病菌侵襲，故常以肺尖呼吸者，易罹肺病。

胸式呼吸，其害雖不如肺尖呼吸之甚，惟其呼吸淺薄，不能使肺臟中所積蓄之空氣充分與外氣相交換，活量因以減少。

至於腹式呼吸法，其吸息時，因下腹前凸，胸腔即隨而開廣，肺內之空氣，吸入既多，肺活量自因而增加。況吾人體內血液之循環，其原動力全由於心臟收縮與腹壁之彈力。若腹力不足，無論心臟收縮若何強健，究不能使其力達於極遠之地，因之血液之大部分，溜積於腹內，於是全身各部，有貧血之虞，種種疾病，即隨之而起。若常用腹式呼吸，則腹力異常增進，能促血液之流行，使各體之營養佳良，故三種呼吸法中，自以腹式呼吸為最完善也。

抑呼吸法與靜坐法，實如輔車之相依，不可偏廢。假令勤習靜坐，而不知注意於呼吸，則於身心之修養，仍無裨益。蓋靜坐入手之方法，全以呼吸為之樞紐也。

論呼吸之方法及其效益者，在儒家經典中尚不多見，惟道家則有鶴胎龜息之法、氣海丹田之說，幾視吐納為休養身心、脫凡入聖之唯一南針。

釋家惟天臺宗《童蒙止觀》中略言其概。至於近時盛行之各種呼吸法，如藤田、岡田、川合、二木等諸家所創造者，尤能取法於道藏，而合以生理原則，實為盡人應實力奉行，無時不可或缺之健身秘訣。茲為一一介其方法於下，閱者其比較斟酌，擇善而從之可也。

二　道家呼吸法

道家向傳有六氣吐納之法。所謂六氣者，即生氣、舒氣、長氣、化氣、收氣、藏氣等是也。就一年間分配之，則冬至至雨水間為生氣，言萬物發生之元氣也；雨水至穀雨間為舒氣，言萬物舒長之大氣也；穀雨至夏至間為長氣，言萬物長養之大氣也；夏至至處暑間為化氣，言萬物變化之大氣也；處暑至霜降間為收氣，言萬物收斂之大氣也；霜降至冬至間為藏氣，言萬物退藏之大氣也。

就一晝夜分配之，則子丑二時為生氣，寅卯二時為舒氣，辰巳二時為長氣，午未二時為化氣，申酉二時為收氣，戌亥二時為藏氣。

其吐納之法，以鼻孔兩道中左右交互為用，以一孔司吐，一孔司納，每隔一時許交換一次。習練純熟，則臍下丹田，緊張如鼓，以指壓之，不致凹陷，即有時閉口不呼吸，亦決無氣促窒息之虞，所謂無息之息也，亦名胎息。胎息既成，即或數日不食不呼吸亦不致絕命，其理蓋與動物之冬蟄無以異也。

又道家有所謂服氣法者，其法正身仰臥，瞑目振固，兩足之相距約五寸，兩臂與體之相距亦如之。先以鼻漸漸吸氣，俟腹部脹滿，乃閉之不使出，至忍無可忍時，始令由口部細細吐之，以愈緩而愈佳。

氣定復如前閉之，始為十息或二十息，漸能增至八十息以上，則臟腑胸膈之間，皆為清氣所佈滿，其快美不可言喻。倘能於日夜間行此兩度，久久自耳目聰明，精神完固。

又有所謂六字氣訣者，即呼氣時用呵、呼、呬、噓、嘻、吹六字是也。其法低頭開口，先念呵字，以耳不得聞聲為度。念畢仰頭閉口以鼻徐徐吸入清氣，亦須耳不得聞。且呵時須短，吸時須長，所謂吐少納多也。

依此反覆六次，更遞念呼、呬、噓、嘻、吹五字，間以吸氣各為六次，則一日而小驗，旬日而大驗，一年之後，體健身輕，百病不生，而所謂長生不死之仙術，即於此立其始基矣。

三　釋家呼吸法

釋氏論呼吸之方法者，殊不多見，惟《童蒙止觀》（即《小止觀》）中有風相、喘相、氣相、息相等諸說（點校：見《童蒙止觀》），其於呼吸之法，頗能別其階級，辨其精粗，其所謂息相者，不惟有合於調息法，且寖寖而入於調心之域。茲揭載其原文如下：

呼吸有風相、喘相、氣相、息相四種。風相者，鼻中之息，出入有聲；喘相者，息出入時，結滯不通；氣相者，氣息無多，亦不結滯，但出入不細；息相者，出入無聲，又不結滯，綿綿密密，若有若無。

若論其極，比時呼吸，恰如不從息孔中出，而從全身八萬四千毛孔，雲蒸霧起，出入往來。前之風喘氣相三者，氣息不調，故致心身擾亂。及至息相，心氣勻調，全體安適，悠悠而入極樂境界。

四　二木式呼吸法

本法為日人二木謙三氏所創造者，專注力於腹部之動作，換言之，即一種腹式呼吸法也。呼吸之前，宜先取岡田式靜坐之姿勢，然後行下述呼吸法：

(一)吸氣時使下腹膨脹，並用兩手按捺腹部，使緊張而堅硬；

(二)吸氣充足，暫行休息，不令體中之氣，遽爾呼出；

(三)休息數分後，徐徐將吸入之氣呼出，須將體中之氣儘量出於體外；

(四)呼氣既畢，暫時休息多時，復吸氣如前。

惟行此呼吸時，有宜注意者數事：(1)呼吸時不可開口；(2)呼吸時不宜有聲；(3)平時呼吸亦宜維持腹力，不令脫去，須與練習呼吸時一式。

五　岩佐式呼吸法

本法為日人岩佐珍儀氏所創造，其法於呼吸之外，兼行全身運動法，茲就其關於呼吸之事項，譯載如左，至其全身運動之法則，始從略焉。

岩佐式呼吸法，分胸腹式呼吸法及呼吸運動法二段。凡欲練習胸腹式呼吸，宜先取岡田式之靜坐姿勢，將心中一切邪念悉行排除淨盡，然後以鼻徐徐吸入清風，使胸部緊張。俟吸氣既足，乃用力於下腹，使全身心力，完全集注於茲，再徐徐將吸氣呼出之。其法與二木式略異，蓋一則專恃橫膈膜筋動作，一則於橫膈膜筋動作之外，同時兼令肋間筋使之伸縮也。至於呼吸運動之法：

（一）將身立正，左右二臂平伸，兩掌向下，徐將兩臂上舉，與頭部成一直線。左右手之拇指，須互相接合。此時以鼻徐徐吸入清氣，並舉其踵。繼乃曲上體前屈，兩臂壓胸部，將吸入之氣，徐徐呼出之；

（二）徐徐吸氣，將兩臂上舉，拇指相合如前法。俟吸氣既足，乃仰面舉首，屈其上體向後，兼徐徐呼出其氣，同時將兩臂由側面轉於背後，其兩指仍須相合，再將上體向前，回復其立正原狀。如是每日約練習七八次，以不疲勞不厭倦為度。

六　川合式呼吸法

本法之創作者為日人川合春充氏，其法兼重呼吸與運動，茲述其關於呼吸法之事項如下：

（甲）胸腹肩式內臟操練法。先仰臥床上，將兩腳開張，其踵之相距約為一尺，腳尖須平。此時將視線集於頭上或稍後方，雖不必閉目，然亦不宜用心視物，並以兩手叉腰，四指向腹部，拇指向背部。準備既畢，乃開始為呼吸運動：

（一）先以鼻吸氣，使腹部微凸；

（二）吸足後徐徐以鼻呼出；

（三）呼氣既畢，腹部凹陷，同時將其兩肩後引，兩肘外張，肋骨擴張，徐以鼻吸入清氣，至不能再吸時，仍勉力為之；

（四）將吸氣徐徐呼出，務將內臟之氣儘量呼完。至呼氣之法，以愈細長而愈佳。

以上為一次之呼吸運動，每日於朝起及就寢前，各練習五六次。

（乙）伏臥式強呼吸法。將身伏臥，以枕墊於胸部，枕前更置兩軟墊，以安置左右兩腕。頭部向前，兩手掌與兩足尖悉令相合，全身不必用力。準備既畢，乃以鼻吸氣，使十分充足，適時始由咽喉之底，用力呼出長息，且呼息時，須緊張胸部筋肉，收縮腹部。

（丙）橫臥式強呼吸法。先為右側橫臥：

（一）將左手枕於顏下，右手作拳與左掌相接；

（二）將左足伸直，右足屈曲，其足底須與左膝相接；

（三）將身體右旋，擴張其胸廓吸氣，使極充足；

（四）適時以鼻將腹底之空氣，徐徐盡呼出於外方。

以上為一次之呼吸運動，運動既畢，乃改用左側橫臥，如前法呼吸。如是左右交換，每日於朝起及就寢前，各練習五六次。

（丁）**橫臥腹式強呼吸法**。先為右側橫臥：

（一）將左右手向外伸直，兩掌作相合之勢；

（二）將右足伸直，左足尖在右足尖之下，與右足尖相合；

（三）以鼻吸入空氣使充足；

（四）用力於右手，將右腕伸直，集體力於腹部，徐徐將吸氣呼出之。右側既畢，乃改為左側臥，如法交換行之，其次數略同於前數次。

（戊）**橫臥胸腹強呼吸法**。先將身左側橫臥，兩足屈曲，與腹相近，乃握左手成拳，夾於兩膝間，且左腕之內側向正面，以右手持於左腕關節處。然後徐徐以鼻吸氣，兼入力於兩膝。次乃伸直左腕，壓迫胸腹部，徐徐呼出吸氣。胸側既畢，乃易以右側，如法行之。

七　岡田式呼吸法

岡田式之靜坐法，專主集力於下腹，前篇已言之，故其呼吸之法，亦與靜坐法相表裏，無論何時，決不使腹部凹陷。欲達此目的，非用逆呼吸法不可。在普通呼吸法，凡吸息時，肺部先膨大，既而腹部亦隨而膨大。呼息時，則腹先凹陷，肺部繼之。而當其腹部凹陷之時，下腹之力遂弛，此通例也。

至於所謂淨呼吸法，則不獨吸息之時，須令腹部膨大，即呼息時，亦務令腹不凹陷，庶腹力得以永久不弛。凡練習岡田氏靜坐法已有心得者，自能習於逆呼吸法。惟當其靜坐之始，則非練習不為功。

練習之法，可先於吸息之時，極力聳肩挺胸，同時凹陷其腹，至不能復吸時，始呼出之。至呼息之始，乃漸漸低肩收胸，同時極力膨大下腹，至呼盡始已。故用逆呼吸法，其吸息達於極點之時，即為腹部最凹陷之時；而呼息至盡時，則為腹力最充實之時，蓋與普通呼吸法適相反也。又練習逆呼吸法時，有宜注意者數事：

（一）呼吸悉宜用鼻；（二）每一次呼吸約需時一分，不可過速或過緩；（三）吸息時可稍速，呼息時則以愈緩而愈佳；（四）吸息時宜舉肩張胸，凹其腹部，至極度而止；（五）呼息時宜下肩收胸，使腹部十分膨大。

再當練習逆呼吸法時，雖必令吸息時凹陷其腹部，若行之既久，已得其法，即當禁止其腹部為或凹或張之運動。自後不論其為專意靜坐及平時行住臥立，永宜膨大其腹，即呼息時固宜集力於腹，而吸息時亦不可使下腹之力稍弛。果能養成此種習慣，習於自然，則臍下腹力異常充實，全身之重心，自不患其不安定矣。

八　藤田式呼吸法

藤田氏之呼吸法，其在初傳者（即息心調和法），僅由調息而至靜呼吸為止，至於中傳，則更由其功候之淺深，區為努力呼吸法、丹田呼吸法、體呼吸法三段，茲一一分別詳記其方法如下：

（一）努力呼吸法

本法與自然呼吸法無甚差異，惟無論吸息與呼息，必須用力於下腹。其法當呼息時，先使其氣力充滿於下腹，暫時忍耐，繼乃由鼻孔徐徐得肺底濁氣儘量擠出，至無餘而止。此時腹部宜十分用力，使之低凹緊縮，於是橫膈膜漸次向上，胸部異常狹窄，再由鼻吸入新空氣於肺中，使十分充足，乃令橫膈膜向下，並用力於下腹，徐徐送之。迨既送畢後略停十四五秒至三四分時，名曰停息。如是呼息與吸息，二者交互為之，約逾十分或一刻間，可改行丹田呼吸法。

（二）丹田呼吸法

本法與前法略同，所異者惟在於換氣與不換氣之別耳，即努力呼吸，但能吸氣納於下腹，逾時始呼出之。至丹田呼吸，則其氣在下腹中活動自在，且即可下腹換氣，故其用力之主點，既不在鼻，亦不在肺，全操於下腹之丹田部，此所以丹田呼吸之名也。然而此境非易幾矣。

（三）體呼吸法

本呼吸法則無方法可言，語其功候，殆已臻於道家所謂龜息、釋家所謂息相之境。其呼吸極微細，不可捉摸，普通所謂呼吸狀態者，完全不見。其氣之出入，恍如從全身八萬四千毛孔中呼吸者，是所以有體呼吸之名也。就各種呼吸法而論，當以此為極軌。釋家得此而成佛，道家得此而成仙，吾人得此則心地空明，毫無窒礙，肉體輕健，壽考無涯。雖不能一蹴而幾，要不得不努力以期達此境界耳。

第八編　運動養生術

一 概論

如前二篇所記，所謂靜坐法也，呼吸法也，大都偏於習靜之說。論其功效，上者可以成仙成佛，下者亦不失其強健與壽考，固矣。雖然，人者，能動之物也，假令飽食終日，俯仰優游，徒事靜坐呼吸，不令肢體運用，謂即足以養生之能事，則吾未之敢信。

《記》曰：「文武之道，一弛一張。」子華子曰：「流水不腐，戶樞不蠹。」凡以言運動之不可少也。

不觀之機件乎？凡日事動作之機件，其樞軸間大都光潔滑澤，活動時異常靈便。至於常置不用者，則往往鏽痕斑駁，不能活動，甚或漸成廢物。況吾人體軀之構造，其精妙遠非機件所可比擬，謂可一任其廢置放棄，不加以運用乎？

夫在上古之世，物質之製造尚未能進於美善之域，故凡有需要，不得不借手足之勞，以圖達其目的，是運動本為吾人所必有之事，固無所用其提倡與獎勵也。

若夫十九世紀以還，物質之進步，瞬息千里，凡夫機械電氣之力，無在不足以供吾人之日用，故無論一舉手一跬步之間，悉借機械與電氣之力，以代筋肉之動作。人方樂其便利，謂足以節減勞力，而不知冥冥之中，已將吾人天賦之本能，漸歸消滅矣。

故處今日之世界，一方固宜修養精神，圖腦力之增進，一方尤不可不勉力運動，鍛鍊筋骨，使日趨於堅強。況運動之效益，不惟直接可以鍛鍊筋骨，其間接的關係又能促進血行，傾助消化，增加呼吸，使新陳代謝機能愈形活潑，其利益奚可殫述？

惟運動之法，種類甚多，選擇得當，運用適度，固足以發育體軀，快樂精神。然苟不得其法，或偏於局部，或過於急劇，或溢其分量，往往有害於健康，甚至戕賊其生命，則不知其方法之過也。論運動方法之著作物，坊間所出版者，幾已汗牛充棟，不遑枚舉，且非有教師訓練，難得良好效果。

本篇所載，係專就適合於養生原則之運動方法，且盡人可行而確有效驗者，略述教種，以備學人及專事作業者之採取。若云囊括無遺，則吾豈敢。

二　各種運動法之分類

運動之法，我國自古有之，如蹴鞠、秋千、熊經、鴟顧，以及華佗之五禽戲、舊傳之八段錦，皆視為一種卻病延年之要訣，非僅為遊戲娛樂而設也。海通以來，加以東西各國傳入之種種體操法、遊戲法，及近時學者新案之強身術，於是運動之法，日增月盛，一時殆無從舉其名稱，遑論分類之法。惟就其立法者之原意而言，約可區之如下：

（一）運動時注重在整齊畫一者

此種運動法，多行於學校及軍營中，如各種兵式體操法、普通體操法（球杆、棍棒、啞鈴、木環等體操法等屬之）、徒手體操法等皆是。

（二）運動時注重在增加體力者

此種運動法，行之日久，則各部之筋肉日增發達，因之體力亦日即於偉大，往往有平時手無縛雞之力，及練習各種運動法既久，忽能手舉千斤之重物者，如孫唐氏體力養成法（即鐵握力器運動法）及我國舊傳之易筋經等，皆為圖達此目的而設者也。

（三）運動時注重在防衛與應敵者

世途險惡，行路殊難，吾人作客他鄉，荒村野店，難保無暴客突來，強施其劫奪勒贖之舉，故非平時素具有自衛及應敵之法者，則此時金錢之損失尚小，而生命之危險實大也。欲達此目的，平時宜加意練習各種拳術及擊劍法等。

（四）運動時注重在於導引者

此法為我國道家所創，設行之日久，其功效能消除百病，增進健康，如我國古時流傳之八段錦、十二段錦及瑞典式體操法等，其目的皆在於是。

（五）運動時注重在於遊戲且兼含有競爭之意味者

此種運動法，多由歐美輸入，如足球、網球、籃球及各種田徑賽法（跳高、跳遠、擲球及各種競走法等）等皆屬之寓運動於遊戲之中，更以競爭之心理驅策之，既足以強健體格，氣通血脈，並足以活潑精神，鼓舞興會，學校中多行之。

（六）運動時注重在於美感者

此種運動法，如各種舞蹈遊戲及進行法等皆屬之。演習時，兼伴以各種音樂，務使進退疾徐，應弦合節，在演者固足以活動身心，涵養品性，如古人之所謂周旋中規，折旋中矩者，且令觀者同時引起一種審美之觀念，增進其人格，是其表面雖屬體育，實則兼合有德育之意味矣。

（七）運動時注重在於娛樂者

前述之各種運動法，如體操、拳術等，雖能增進健康，惟其規則須嚴肅，練習宜率動，未免久而生厭，於是體育家更創為種種娛樂之法，使之樂而不倦，即於無形之中，漸漸令獲得良好之效果。屬於此種運動法如乘馬、鏡獵、泅水、賽船、檯球、乒乓球等皆是，用力不多，而收效甚大，且演習時既無規則之束縛，自不致有厭棄之虞也。

三　各種運動法之得失

各種運動法，其方法之組合，既隨其目的而異，故其所得之結果，自不得不因而區別。就其對於各部之筋肉，能使之平均發育者而言，自以各種體操法為最，惟其動作時，全憑教練者口令，不能悉由吾人自動之意旨。且體操法之原則，以整齊嚴肅為主，往往以軍法步勒之，是於軍國民教育之本旨，固應如是，然未免過於肅瑟，絕無活潑之氣象矣。

至於各種競技遊戲法及拳術、擊斂等，大都偏於局部之發育，如足球競走及潭腿法，偏於腿部筋肉之發育；網球及擊劍，則偏於臂部筋肉之發育，故亦不得謂之完善之運動法。況競技時，若過於激劇，往往有陷於肢體殘廢及血管破裂之虞，固吾人所習見者也。

此外，如偏於增進體力或專注重於美感的運動法，亦不能一一有利而無弊，除弊之道無他，要不外慎為選擇耳。

四　適於兒童之運動法

吾人當幼稚之時，骨質柔軟，筋肉脆弱，此時若任其自由活動，大之有折骨傷筋損壞肢體之虞，小之亦足以令長成時，身體陷於不整齊。然拘束過度，則又足使兒童心理有不愉快之感，失其運動主旨，故對於兒童之運動法，實最難得適切之分量也。況兒童天真未漓，凡教以運動方法時，不第欲使其筋肉發育健全，同時宜兼顧及時德性之涵養，與惡俗之濡染。故為父母或保姆及教師者，宜就其年齡之大小，各授以適當之遊戲法。其注意之要點如下：

（一）宜擇其對於身心發育上無偏重及過度之患害者；

（二）宜擇其對於國家社會上能引起一種高尚之觀念者；

（三）宜擇其對於交際及禮貌上能養成良好之習慣者；

（四）凡偏重競技之運動法，足以引起兒童之嫉妒心、破壞心者，皆不宜行之。

五　適於青年之運動法

人當青年之期，體質堅強，精神活潑，實為最適於運動之時，故對於上述各種運動法，無論體操、競技、乘馬、游水等事，無一不宜逐件演習。

惟平時應以兵式操練為主，養成軍國民之資格，兼練習孫唐體操法及易筋經，俾增進體力。暇則加入競技遊戲，以活潑其身心，若各種拳術及擊劍法等，亦宜於此時習之。

六　適於老人之運動法

凡人至五六十歲以上，統稱之曰老年。此時筋力衰弱，骨質堅脆，不宜再為種種激劇之運動以招危害。然竟日優游逸豫，兀坐斗室中，亦殊無以促進新陳代謝機能，而維持其強康。故宜於每日規定之時間內，與家人婦子共略作檯球、乒乓球等之戲，更於晚間就寢之前，為八段錦及十二段錦之練習，藉資修養。

若當春秋佳日，天朗氣清，宜約二三朋舊，登山臨水，拾翠尋芳，或聽鳥聲於幽谷，或觀魚樂於濠梁，久之則天機洋溢，煩惱胥蠲，心與物化，渾忘老境，其有裨於養生，豈淺鮮哉。

七　適於婦女之運動法

天生人類，既別之以男女，則其體格之構造與筋肉之配置，自不能不有所軒輊。如我國舊俗婦女，終日伏處室中，或兀坐如枯寂禪，或偃臥如陳死人，固於養生原則大相背馳，然假令一仿男子之所為，奔走馳逐，日事活動，匪惟粗暴獷戾，有類傖夫，抑就生理而論，亦未為適合也。況女子有經水之月至與胎產之重任，苟運動過度，必至有害衛生，甚或經閉血崩，墮胎流產，貽患匪輕。

故論婦女之運動法，不可不兼顧及於生理，使適如其分。大抵在平時，宜為輕微之運動，如網球、檯球、乒乓球等，皆可行之。間或演優美之舞蹈，或為深長之呼吸，或沐浴於海濱，或競技於冰場，或跨小駟按轡徐行於疏林紅葉之間，或駕自由車追風逐電於廣牧平原之域，可各按其境遇，量其年齡，斟酌行之。

若一至妊娠之期，則此種運動法宜一律暫時停止，然亦不宜久坐長臥，可於每日晨夕二時間散步屋外，以活動其體軀，庶得免於消化不良，兼誘發便秘、痔核及神經過敏、夜不安眠等之疾患。

八　適於忙人之運動法

丹麥人密勒氏，創一種體操法，名曰十五分鐘忙人體操法。其優點在於鍛鍊筋肉而外，兼注意於內臟諸器及皮膚之鍛鍊，且設備簡單，隨時隨地皆可行之，需時極短，雖至忙之人，每日以十五分鐘之光陰行之，似未為不可。此法久盛行於歐美各國，依此法實習者，皆得有極良之效果。茲為介紹其法於下：

本體操法可分為三段，第一段為筋肉運動，第二段為冷水浴，第三段為摩擦皮膚。運動其實行之時，無論早起或就寢前均可，惟必須與食事前後相隔約二時間。至於地點，則凡在空氣清潔之室，占地有四步平方者，即可應用。

惟初學者，宜由淺及深，由少數而至於多數，不可存一一蹴而幾之念。又遇有疾病時，及婦女經期與妊娠期內，宜酌量減少或全行廢止之。每一種運動畢後，兼行深呼吸法一次。

（第一段）筋肉運動

（第一運動）上體往復迴旋：左右各五次，共十次。

（第二運動）兩足前後踢：每前後各一踢為一次，左右各行十六次。前十三次距離稍小，後三次則須增大，如是左右足相合共三十二次。

（第三運動）上體起臥：將兩足鉤住於器具之下，上體自地舉起，向前彎曲，復行臥下，如斯以一起一臥為一次，共十二次。

（第四運動）上體左右旋轉並左右彎曲：動作之前，先將兩足分開立定，兩臂左右平舉，緊握兩拳。準備既畢，乃將上體向左旋轉九十度，惟兩足不可移動。繼乃以上體向右彎曲，使右手之拳著地，其地位在兩足之前。俟復其原狀後，更向右同法行之。以一旋轉一屈曲為一次，共十次。

（第五運動）兩臂往復環旋。先跨出左足於前方，屈膝立定，乃平舉左右兩臂，手掌向上。動作時，將兩臂同時自下而前而上而後回環旋轉，共十六次。更易左足，跨出，如前法，將兩臂高舉，手掌向下，自上而前而下而後同時旋轉之，亦為十六次。

（第六運動）兩腿往復環旋：仰臥榻上或地上，兩手置頸後，兩腿相並伸直，離地舉起，伸直足背，同時而上而外而下而內，環旋之，共為八次。更反其方向，而下而外而上而內，亦環旋八次，共十六次。

（第七運動）上體左右旋轉並向前彎曲：準備之姿勢如第四運動，再將上體向前彎曲，左膝略屈，動作時上體向右旋轉一八〇度，使左右臂互易其位置。再將上體向前彎曲，右膝略屈，繼將上體向左旋轉一八〇度，復向前彎曲如斯。以上體一彎曲一旋轉為一次，共行十次。

（第八運動）兩臂撐地屈伸：置毯於地上，兩臂撐地，兩手正對前方，作平行狀，須適在兩肩之下。兩腿伸直，足趾撐地，全身成一直線。動作時兩臂在肘際彎曲，全身降下，俟頭著地，即停止彎曲，隨即伸直，如是以兩臂屈伸為一次，共十二次。惟頭須輪流向左右旋轉。上記各種運動法，練習既畢，將全身俯臥地上，兩臂與兩腿各伸直，與全身成一直線。再將上體與兩腿同時向上舉起，僅使腹部著地，將全身彎成一新月形，如是約留數分鐘，乃復其原位。

（第二段）冷水浴

筋肉運動既終，即脫去衣服，將毛巾蘸於冷水中（初時可微溫，練之既久，可漸減其溫度），取出擠之略乾，先擦頸項，順次及於兩臂、胸背、兩腿胯間，以達於兩足，既畢，再用乾巾拭乾之。乃開始為摩擦皮膚運動。

（第三段）摩擦皮膚運動

（第一運動）摩擦頸項及足：左右各二十五次，共五十次。

（第二運動）摩擦肩胸與兩臂：左右互易共十次。

（第三運動）摩擦胸腹背臀各部及兩腿：共二十次。

（第四運動）摩擦大腿及腹部：左右共十六次。

（第五運動）摩擦背部：以左右手背自上而下摩擦背部，並於摩擦之前，須將左右臂自後而上，自上而前而下，交互環旋各十六次。

（第六運動）摩擦上體兩旁及大腿：以左右兩掌，各擦其左右兩腿，並將兩腿交換舉起，自上而下擦之。再將腿立直，自下而上，摩擦體之左右兩旁，左右各十次，共二十次。

（第七運動）摩擦足脛小腿及胸背與臀：先以兩手掌自足脛上達於小腿過膝，用力摩擦，漸及於腹部、胸部以迄於鎖骨，再以一手彎至背後，以手背摩擦背部，自上而下至臀而止。先右後左，共十六次。

（第八運動）摩擦上體兩旁及大腿外面：此與第六運動不同，即前者為兩腿交互舉起，此則兩腿不動，惟彎曲其上體，以左右兩掌交互摩擦之也。上體向左右各彎十次，共二十次。

（第九運動）摩擦胸部：正身直立，上體儘量向左右交換旋轉，以兩掌各置於左右乳下，用力摩擦各十次。

（第十運動）摩擦胸背。正身直立，先將上體略向後彎，以兩手自鎖骨部下擦至腹部，再將上體略向前彎，以兩手轉至背後摩擦背部，自上而下，至腰而止，如是者為一次，左右各十次。

九　適於床上之運動法

人當一夜睡眠之後，其筋肉及各臟器之疲勞，雖已完全恢復，然其弛緩亦已達於極度，故必設法活動之使之興奮，則終日間自不覺困倦。且清晨初覺，衣履尚未穿著，此時略為短期間之運動，所費之時間，既屬有限，且無需何種設備，此床上體操法，所以盛行於東西各國也。

惟欲行此法之時，宜先將窗戶洞闢，使臥室內污濁之氣盡行驅逐，換入新氣，然後再關閉窗戶。以溫水漱口，使口腔清潔，再飲熱水一杯，乃將身體伸直，行深呼吸法數次，始可練習下述之床上體操法。

（一）腹部之筋壁，交互伸縮，以緩而能持久為佳，約行四五分時；

（二）兩手交互抱住左右膝部，抱住時仍宜伸縮腹壁，約逾一分時，左右交互換之；

（三）兩手握住床欄，將左腿交於右腿，漸伸漸進，一面即扭轉其腰部，俟左腿已不能再進，乃改以右腿交於左腿，如前法行之。惟此時仍宜兼注意於腹壁之伸縮；

（四）兩手仍握住床欄，將兩足伸直，旋即舉起，以愈高而愈佳。適時放下，伸直如前。如是一起一落，約十餘次；

（五）平身仰臥，將兩足更番起落，務極迅速，為時約四五分間；

（六）翻身伏臥，以兩臂伸直，支持前身。兩足之趾尖，支持下身，旋即屈曲兩臂，令腹部與被褥相貼切，又徐徐舉起使相離。如是一起一落，約十餘次。各種運動既畢，再行深呼吸法數次，即可著衣離床，而從事於職業矣。

十　運動時必要之條件

（一）運動之地點，必擇空氣新鮮及日光普照之處行之，否則非惟無益，亦且有害。

（二）運動之時間，雖不必有適當之規定，惟食事前後三十分鐘以內，切忌運動。又夜間運動，大都害多益少。

（三）無論何種運動法，於其前後，必兼行深呼吸法。

（四）運動時身體之位置，必須時時更變，否則必致一部分起貧血，而其他部分則患充血，且使發育不能平均。

（五）運動之時間，宜有一定，不可時時更易。如今日某時為某種運動法，則以後仍宜於此時，繼續行之。

（六）運動時必兼令精神愉快，且確信運動可以強身之理，始有裨益。

（七）運動不可永久持續，如一次運動後，欲為第二次之運動，中間必須休息數分時。

（八）運動之法，宜視其人之職業而異，如勞動者，其平時運動已逾量，故除時時為深呼吸法以外，不必再事運動。若專事坐業者，一日間最少亦應行有力之運動法，約一時許。

（九）各種運動法中，宜擇其稍劇烈能繼續持久而不致過勞者為佳，如步行本屬運動法之一，然苟過於遲緩，不注意於筋肉之伸縮，則所得利益無幾。不若急速行走，賡續至十餘里之多，則於呼吸作用上及血液與淋巴液之流動上，均起一種變動，較有利益，惟不宜使之過度耳。

（十）各種運動法，有室內與戶外之別。大抵男子運動以戶外者為多，女子則多在室內，此間利益之相去，不可以道里計，故凡女子除室內運動外，宜兼為種種戶外運動法。

十一　運動後疲勞之恢復

凡運動不宜過度，過度之害，大之足令肢體殘廢，或血管破裂，心臟痲痹而死；小之亦足令疲勞物質堆積於筋肉組織間，減殺其伸縮之力。如吾人於劇烈運動後，即覺四肢與各體間之筋肉異常酸痛，是即疲勞之證也。

又據義大利生理學家亞衰爾誤氏之研究，謂疲勞之起源，乃由於筋肉之微妙作用，分泌一種疲勞毒素，由血液及淋巴液之循環分佈於各體及腦部，故勞動其局部，全體必同感疲勞。

試將勞動過度之甲犬，取其足部血液，注身於未嘗勞動之乙犬體中，則乙犬必立感疲勞，是則疲勞之故為一種毒素，分佈於各體可無疑矣。

故善言養生者，必使運動適度，無令此種疲勞毒素發生。如既已發生，則其恢復之法，莫妙於入浴及按摩，因此二事均能催進血行，使血液得自在流通於組織間，將筋肉中堆積之疲勞物質，悉數運去之於體外也。

惟入浴時，宜採用溫浴法或蒸汽浴法，按摩時必循其血流之方向。倘能於入浴之後，更施以按摩法，則其收效之速，自不待言。

第九編　睡眠養生術

一 概論

世界要事，不能有動而無靜，即不能有劬勞而無休息，睡眠者，實休息體軀之唯一良法也。試思吾人，終日塵勞，或苦其心志，或勞其筋骨，所以耗費其生活力者，何可限量。假令孜孜兀兀，毫無休息，甚或焚膏繼晷，卜晝卜夜，則肉體與精神，終有敝疲之一日。洎夫精敝力盡，形神交瘁，雖有盧扁，亦無所施其技矣。

夫就活動之體而論，最堅強者，宜莫如鐵製之機件，然試觀工廠中工作之機件，每閱數日或一星期之久，必停機熄爐，去其塵垢，澤以脂膏，夫而後乃能歷久而常新。又試觀於各種動物之日常生活，則日之夕矣，牛羊下來，金烏西匿，倦鳥投林，況以吾人血肉之軀，其體質之強頑，又遠不及其他動物，何能永朝永夕，耗其精力，使之不疲乎？

《傳》曰：「夜以安身。」古詩曰：「覺來一呵欠，色澤神亦充。」是知睡眠實為恢復疲勞，健全心身所必不可少者。獨奈何世之徇欲忘身者，往往沉溺於博簺嬉遊，夜以繼日，惟恐不足，甚或假鴉片嗎啡等劇藥，刺戟其神經，興奮其腦力，強自支持，借資徵逐，是何異飲鴆酒以解渴，借寇兵而資盜糧，其惑甚矣。

雖然，知睡眠之有益矣，顧或不審其時，不擇其地，或日高三丈，猶擁衾高臥，或夜不成寐，乃強服催眠之劑，則其所得效果，亦與不眠等耳。

本篇略就關於睡眠方法，一一根據字理加以說明，閱者誠能依法而實行之，則較之日服滋養品及補益品，其利益誠有過之無不及耳。

二　睡眠時腦部之狀況

關於本問題之說明，有三種學說：

一為物理的變化說，謂吾人平時腦細胞，概為放線狀突起，惟一至睡眠時，則此放線狀突起之一部或全部已被收縮，因而隔絕各細胞間之聯絡，遂成無所感覺之狀態。

一為化學的變化說，謂人當醒覺之時，體中本具有一種催眠素，此物漸次蓄積於各體組織中，達至一定限量時，即立時催起睡眠。迨經若干時後，催眠素漸次減少，腦中所費之營養料再行補足，即回復其舊狀而醒覺。

一為血液之分量說，謂腦中血液之分量，降至某定限時，其人即催起睡眠，故欲熟睡者，必用衾褥溫暖其體，所以使血液專注集於皮膚，令腦中空虛也。

此三種學說中，似以第三說最為穩妥。

三　睡眠時各體之狀況

人當醒覺之時，六塵紛擾，萬事勞形，殆無一肢體不受其影響。惟一入催眠狀態，則六根清淨，百體感舒，其愉快無殊於羽化而登仙。此時主宰全身之神經中樞，固已無聲無臭，不復發號施令，而視聽嗅味之五感器，亦復偃旗息鼓，對於外物之紛乘，完全取一種寂靜態度，毫不加以應接。

推而至消化泌尿等諸系統、筋肉關節等諸活動機，亦莫不安閒弛緩，寂然不動，此世俗所以視睡眠為一種半死之說也。

惟呼吸與循環作用，則仍由延髓之主宰，運動不絕，是名自動作用，謂不必由意識之主宰，自能按其秩序，運動不歇也。然以視醒覺之時，其活動量固不免有強弱之分矣。

四　睡眠適當之時間

古詩云：「夙興夜寐」；又云：「日出而作，日入而息。」是睡眠適當之時間，必須日落之後，無待言矣。

顧在居市府之民，則往往反其道而行之，一至晚餐之後，則六街燈火，城開不夜。斯時遊興方酣，誰復能滅燈熄燭，夢入華胥。迨至興盡歸來，最早亦當在十二時以後，翌日起身，則非至午前十時不可。蓋若輩俾晝作夜，已成習慣，雖欲力為矯正，勢固有所不能也。

不知生物所以能活動於世間，全賴日光作用，蓋日光之功用，能令空氣增高溫度，使之流通活潑，且能驅除濕氣，殺滅菌類，增進養化作用，對於吾人生理上，有促進新陳代謝機能之利益，助營養與發育。及日落之後，上述之事皆暫行休歇，吾人宜即於此時偃息在床，藉以休養肉體與精神。至翌晨旭日初出，立即起身，則一日間所得之清氣既多，雖欲不求各體之強健，不可得也。

故吾人睡眠之時，以愈早而愈佳，最遲亦不得逾十二時以後，則翌日早起，百體強健，頭腦清晰，以處理各事，皆有迎刃而解之樂。否則晝眠夕作，縱令睡眠時間十分充足，終覺百體異常疲勞，精神瞢混。一得一失，其間之樞機，要不外所得於日光之效益，多寡之不同耳。

五　睡眠時間之長短

據衛生家言，凡一日二十四時間，在健康無病之人，宜以八小時操作，八小時休息及遊戲，八小時睡眠。此種分配之法，固盡人視為極適當，不容更易者。

蓋睡眠不足，固足令精神與肉體之疲勞不能恢復，然一過其度，則又使筋肉之伸縮力鬆懈，腦髓之運用力遲鈍，《素問》所謂「久臥則傷氣」即此意也。

故吾人當青年時期，一日間應需之睡眠大約以七八小時最為適當，然亦有僅睡四五時或五六時即得恢復其疲勞者，如法皇拿破崙第一與美之發明大家愛狄遜氏，每日睡眠時間僅為四小時，而終日處理各事，不覺困倦，且其生平戰績之煊赫與發明之偉大，幾有空前絕後之觀，是其人本具有特異精神，固未可一概而論耳。

至於小兒睡眠時間，則宜視其年齡之大小而斟酌損益之。大抵初生之兒，每日需二十小時；至六閱月後，則可減為十六小時；四五齡後，再減為十二小時；八九齡後，再減為十小時。因小兒各體之血氣未經長足，非多予以睡眠時間，不能使之充分發育也。又老年之人血氣既衰，百體孱弱，其睡眠時間，必較常人增多一二時，方足以資休養。

六　睡眠時必需之條件

睡眠之事，雖為消除疲勞而設，然苟不得其法，非惟無益，亦且有害，茲為揭其必需之條件如下：

（一）睡時之姿勢

昔孔子有「寢不屍」之說，古書亦有「屈膝側臥，益人氣方」之語，是知睡時不宜四肢伸直，挺身仰臥明矣。法宜以左脇向上，右脇向下，四肢稍形鬈曲，則可免心部壓向血管，阻止血液流通之患。

（二）頭宜置於衾外

冬夜氣溫較低，睡時常藏頭於衾內，呼吸極有妨礙。蓋衾內由皮膚發出之濁氣極多，苟藏頭於其中，非特氣鬱不舒，且不免因吸入濁氣致頭部昏暈。況此種習慣既成，有時伸頭衾外，偶觸寒氣，輒易罹感冒，故非自幼革除此惡習不可。

（三）睡時不可開口

吾人平時呼吸，不以口而以鼻，因以鼻呼吸於衛生上有種種利益也（見第二篇）。故睡時，若多張其口，微特外觀不雅，口腔內津液易於乾燥，及易發鼾聲，且空氣中無量數之塵芥與細菌，皆乘機而入於肺中。一旦發育繁殖，其為患何可勝言。孫真人曰：「暮臥宜習閉口，口開即失氣，且邪惡從口入。」所謂邪惡，實即細菌及塵芥之類耳。

（四）睡時頭宜高腳宜低

吾人睡眠時，所以不能成寐之故，全由血聚於腦，使神經中樞不得安息所致。故枕頭不可過低，尤不可將兩足擱於高處，務使頭高腳順，血液流集於足部，既不至有足冷之患，且易於入夢矣。

七　臥床佈置之方法

吾人畢生光陰，半消磨於睡眠之中，故對於臥床之佈置，雖不必錦衾角枕，寶帳羅幃，窮奢極慾，浪費金錢，然亦不宜過於草率，毫不注意。

佈置臥床之法，首宜注意者為地位。我國安置床榻之法，常喜循牆靠壁，臥時以首抵壁，是不獨易吸收濕氣，且難免有電殛之虞，故必宜置於臥室之正中，既免上述諸弊，又可使空氣自在流通。

其次為床榻質料選擇。我國南方居民，床榻多用木製，北方則以土磚疊成暖炕，一則易生臭蟲與白蟻，驅除頗難；一則夏秋之間，多發濕氣，於衛生上皆不甚相宜。最佳者自不得不讓諸金屬製成之床矣。惟銅鐵二物，皆為易傳電氣之質，故以之製為臥具，恐人身電氣易被攝去而耗散。近有人創用玻璃之杯，墊於銅床之四足，亦一法也。

復次為衾褥質料之選擇。此事已詳第五篇，茲不贅。至於臥時之方向，昔人多主張東首（《禮記・玉藻篇》：「君子寢，恒東首」），蓋以東方為萬物發生之原，欲藉以得生氣也。近來衛生家則多主以頭部面北，足部向南為合。

八　睡眠前宜禁止飲食

世人每於就褥之前，喜飲酒食肉，謂之宵夜，亦有僅食餅餌，兼飲濃茶下之者。不知睡眠，本為休養各器官而設，若飽食登床，則腸胃部因而不安，必致難於熟睡。

就令能熟睡矣，則因消化器之神經衝動，腦部亦足令夢魂顛倒，旋睡旋醒。況酒與茶類其中，皆含有興奮神經之毒素，飲之者易陷於不眠，故臨睡之前，以不飲不食為宜。且必須於食後三四時始可安寢，逼不得已時，可略飲清湯一二杯。

九　睡眠時宜熄滅燈火

燈火中如弧光電燈與白熾電燈，其熱度甚低，且不發碳酸及一氧化碳等毒氣，固無害於衛生。若其他煤油燈、煤氣燈，極能使室中空氣變成污濁，於呼吸及循環器，為害甚大，此事已於第四篇中約略言之。

且人當就眠之時，宜令視覺器與光線，不相接觸，一物不見，始能息心靜慮，深入黑甜。若燈燭輝煌，儼如白晝，則其有妨於精神之攝養，自不待言。《養性論》云：「臥訖勿留燈燭，令魂魄及六神不安，多愁怨。」此之謂矣。

十　幻夢最有傷腦力

夢之起源，據生理學家研究，謂大腦當一部分休止時，其中樞內尚現有一種精神機能，即成夢境，故語云：「日有所思，夜有所夢。」陸放翁詩云：「心安了無夢，一掃想與因。」是夢之起於思慮過度，可斷言也。

抑夢境之種類，又各視其人之品性而異，如好貨者，其人必常夢黃白物之出入；好色者，其人必常夢男女之媾和；他如孔子之夢見周公，莊周之夢為蝴蝶，皆因其平時之積想過深，先嵌入影像於腦際，一至睡眠之時，即重行發現。

而迷信之徒，乃緣此以占吉凶，則惑之甚矣。顧夢境雖不關於吉凶，然實則有傷於腦力。凡多夢之人，往往雙睫甫交，幻夢即因之而起，甚或夢中有夢，迷離惝恍，不可究詰，紛繁雜沓，無法解除，其腦力之敝疲，較之醒覺時，解釋難題，尋釋事理，又加勞焉。及其翌晨早起，則其心身之困倦，亦必視不眠者尤甚，是皆吾人所確經實驗者也。

欲去其病根，宜採其原因。致夢之故，雖由於思慮過度，然如就褥前之食物尚未消化、睡眠時之尿量積蓄過多等，亦能引起種種幻夢，故欲圖就寢時腦部之安適，必須於平時清心寡慾，不作種種妄想，兼注意於各種衛生法為要。

十一　不眠可無藥療治

凡用腦過度及神經衰弱之人，每有徹夜不眠之患，於是無識之徒，輒借鎮定神經之藥物，以資催眠。如抱水「格魯拉爾」、「矢爾華那爾」、「惠羅那爾」等，皆治不眠症有效之藥物也。

惟此等藥物，往往有久用則成習慣之弊，且不免發生副作用，故不如廢除藥物，改易他法，較為穩妥。

其法一為溫浴，凡患不眠症者，可於就褥之前，用熱水洗身，加意摩擦其四肢。浴後即登床，則血液分佈於各體，腦部不致鬱血，自易熟睡。

二為運動或定位快跑，其功用與溫浴相同。

三為靜坐，於就眠之前，在床上靜坐十五分至三十分鐘，務令身心調和，萬念都蠲，則腦部安靜，入睡自易。

四為戒除嗜好品，凡煙酒茶、咖啡等，皆有刺戟神經使之興奮之效，在平時尚不宜多用，何況夜間將臥床之進乎？

五為早起早眠。不眠症之原因，除神經系則有故障外，其他如晏起晝寢等，足以養成此病根，故每日宜於雞鳴時起身，力避晝寢，一至晚餐之後，即停止學業，團聚家人於一室，共為快樂之談話，至九十時即熄燈就寢。如斯行之日久，即向有不眠之患者，亦無不治之虞矣。

十二　獨睡之利益

所謂獨睡者，不第指男女別床已也。蓋無論男女，如二人同睡，則其肺中呼出之碳酸氣，必致互相吸收，使血液有不潔之患。況各人之體質不同，性情各異，若同時睡既久，則無病者必吸入有病者之毒質，剛性者，漸感傳柔性者之劣點，其貽害甚大。

至於青年男女，終年同衾，則陰陽相感，電氣相摩，欲念熾生，無可遏抑，房勞過度，大命乃傾，其為害之大，更無待言。

老子云：「上士別床。」可謂知言矣。

十三　晝寢之得失

晝寢之事，持論者各執一說，不相上下。或以為人當清晨早起之後，至中餐既畢，勞其心力者已有六七小時之久，理宜稍予休息，借圖恢復，故東西各國著名之政治家及學問家，如英相格蘭斯頓及英儒斯賓塞爾，每日必於午後酣睡三十分鐘，始從事執行職務，則頭腦異常明晰，精神亦益形強健，此主張晝寢有益之說也。

或則以為午餐以後，在一時以內食物在胃中尚未消化，遽爾息偃在床，未免有傷於消化器。且習於晝寢者，其人大都志氣皆惰，難期振作，此孔子見宰予晝寢，所以即用朽木不可雕之喻，警之使之痛改，是則主張晝寢有害之說也。

余以為二者之說，各有理由，不容偏廢，要視行之者如何耳。其苟能師格蘭斯頓氏之法，每日午後小睡三四十分鐘，誠屬無損而有益。然為時過久，不惟醒覺時精神反覺不快，且兼有妨於夜間之睡眠，是亦言養生所不可不察者也。

第十編　娛樂養生術

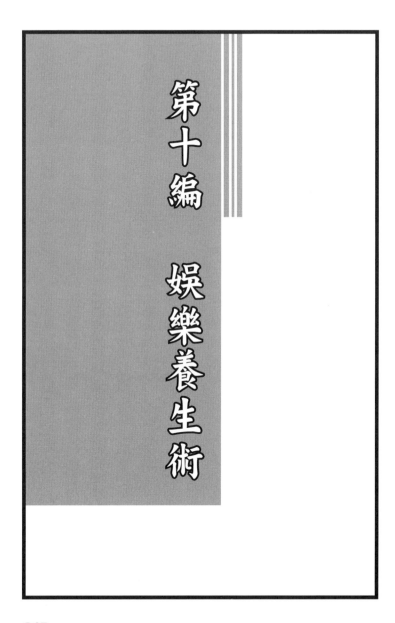

一　概論

娛樂之事，殆與有生以俱來者乎？試觀嬌小貍奴，亦知戲繩弄帶；初生乳犬，時復跳躍奔騰，動物尚然，況在人類。故當職業餘暇，自公退食，則鳴儔嘯侶，聊事嬉戲，擊劍投壺，借消永晝，固亦人事所不禁者也。況養生之道者，在頤養天機，自尋快樂，例如種蘭藝菊，則耳目清新；弄鳥觀魚，則身心怡適，娛樂之足以增進健康，有益衛生，又盡人所公認者也。

惟是天下萬事，有一利必有一弊，即就娛樂一事而論，用之得當，其利益固不可殫述，然或選擇失當，或沉溺不返，則非惟有廢時荒業之憂，兼有耗精敝神之患。且人類之體質，不同年齡攸異，同一娛樂法也，在體格強壯之青年男子為之，覺趣味異常豐富，若移之於體質孱弱之婦女，或年屆望六之老人，則往往味等嚼味，避之惟恐不速，是則不量度其心境與地位之如何，強使執行，謂能獲得良好之效果，其誰信之？

本篇就種種娛樂方法，一一論列其利弊，兼示何種人類應採用何種娛樂法，務令閱者知抉擇取捨之方針，不蒙其害，兼獲其益，度亦言養生者所樂與討論也歟。

二　有益身心之娛樂法

娛樂之方法亦多矣。當夫襁褓時期，無論男女，皆樂得種種玩具。洎年齡漸長，則青梅竹馬，獨樂風箏，兒童時之娛樂法也；踢球擊劍，競走跳高，學校中之娛樂法也；乘馬蕩槳，觀劇聽歌，或入山而狩獵，或臨水而投綸，青年時之娛樂法也；或爇香一爐、讀書數卷，或淪茗一甌、清談永夕，則老年人之娛樂法也。

蓋人類之智識迥異其他動物，故僅就娛樂一事而論，其種類之複雜，已有更僕難數者。然擇其於身心兩方面，兼有利益者，實不多覯，無已計惟有就彼善於此者，略舉數種論列之耳。

（一）**音樂**。聲音感人之道，其效力速於訓話與身教。如聽鄭衛之音，則心性自趨於佚蕩；聞韶舞之樂，則精神融洽於羲皇。況絲竹能陶寫性情，謳歌能發舒抑鬱，故無論男女，當職業餘暇之時，或安弦操縵，或鐵板銅琶，或引吭高歌，或曼聲徐度，於身心二者，交有裨益。惟管樂之器，如簫笛及喇叭等，易於傷氣，甯以勿習為佳。

（二）**擊射**。擊射者，指擊劍與射箭而言也。擊劍雖為武士之事，然在常人習之，亦足以鍛鍊筋肉，活動血脈。況世途險惡，宵小環伺，吾人出外旅行，具此好身手，兼足以拒絕掠奪，保衛生命。至射箭，雖屬古法，近人則謂其於臂力之發育，與肺活量之增加，皆有影響。且較射之時，揖讓而升，下而飲，於身段之嫻習，禮節之安排，皆足以表示一種從容不迫疾徐中節之態度，此古人所以觀於射即足以知其人之品性也。

（三）**競技**。競技娛樂法，即指各種球術及其他遊藝而言。凡為此種娛樂法者，例須在空曠之地行之，則於無形之中，既得吸收新鮮之空氣，又得浴於溫暖之陽光，於呼吸循環等器，皆有偉大之效益。且此時筋肉，因活動而發育，腦部因悅樂而強健，錦標奪得，快等凱旋；獎品頒來，榮同九錫。惟獎勵過度，要不能無弊耳。

（四）**遊覽**。娛樂法中，最足以益人心智、擴充見聞者，無逾於遊覽。蓋吾人苟日處斗室，跼蹐於小天地之間，無論耳聞目見，不逾咫尺，且岑寂鬱悶，肢體不舒，日坐愁城，何殊監獄？若能於暇時，周遊國內與域外，則芒鞋竹杖，選勝探奇，山巔水涯，騁懷遊目，吊古來英雄之遺跡，知各國風俗與人情，則所以增益智慧，開拓心胸者，以視紬閱陳編，讀盡古今名人之遊記者，其得失豈可同日而語哉。

（五）**蒔花**。天下至美之物，無逾於花，如牡丹海棠，春蘭秋菊，不獨其穠姿豔色，足以悅目賞心，若進而就其各部之構造與生態觀之，尤足以窺見自然界之秘密，與造物主之玄妙。故近人論療病之方及養生法者，多主張於室中陳列各種花卉，或插於瓶或栽於盆，俾得聞其香氣，觀其美態，使室中人精神愉快，忘其愁苦。然余則以為，徒知觀賞者，其獲益猶少，不若親自栽培，隨時灌溉，其有益於身心，更屬無窮也。蓋栽種花卉，自播種發芽以迄於開花結實，必須經過若干時日與數多之手續，其間灌溉偶疏，或芟除不力，皆不免中途萎枯。若手自種植者，則於其發育時，保管維持，必不可遺餘力，於是朝而除草，夕而施肥，奔走將護，手足交劬，無形間已足令筋肉勞動，隱受其益。及一旦奇花初胎，五色繽紛，又足以慰藉手植者之辛勤，使精神上感受一種無上之快樂。惟此事可與知者道，苟非身歷其境者，恐無從領略此中佳趣耳。

（六）**文學**。文學之娛樂法，其種類甚多，或分韶而拈題，或擊缽而催詩，或蜂腰鶴膝，競技於詩鐘，或蜓尾蝦須鉤心於燈虎，凡斯種種，皆足以練習腦力，借資笑謔。惟此事非素嫻文字者不能，且為之過度，亦不免有損腦力耳。

三　有害身心之娛樂法

今日我國社會間所流行之娛樂法，皆勞民傷財有害身心之事也。舉其尤者論之，約得數事：

（一）**雀戲**。雀戲之事，不知始於何時，今則上自薦紳先生，下至販夫走卒，殆無不視此為唯一消遣之具，甚且通宵達旦，樂此不敝焉。試思東南西北。變化本屬無多；吃碰和成，操縱有何成見。況此事全以金錢為目的物，一旦捨去金錢，尚復有何意趣？故偶值舊雨忽來，如別無消遣之法，固不妨暫作方城之戲，其時間固以愈短而愈佳，而勝利品尤不宜過於逾分，否則夜以繼日，沉溺不返，非惟足以廢時失業，亡身破家，即就生理上而論，則久坐有體乏之虞，害且及於內臟。況此事所目注而心營者，不外金錢二字，故凡為此者，非施其鬼蜮伎倆，決不能損人而利己，是則其為害，更侵及於道德範圍矣。

（二）**觀劇**。戲劇本具有移風俗，改良社會之偉力。無如我國今日所演之戲，無論新劇與舊劇，大都多誨盜誨淫之作，間或雜以迷信，出以臆造。若求其能鞭策國民心理，有增進德育之價值者，蓋未見焉。況劇場所在多人群處，換氣不得其法，常致鬱積碳酸，令入其中者，頭痛眩暈，且久坐傷筋，遲眠損神，久視傷目，久聽傷耳，其害不可枚舉。至於男女雜坐，蕩檢逾閑，目挑眉語，勾引成奸，其流毒更非著者所忍言矣。

（三）**冶遊**。冶遊之為害，本無待言，惟近自禮教失防，一般青年子弟，皆視平康為唯一樂土，徵歌選色，自命風流，宿柳眠花，恬不知恥。須知若輩以皮肉為生涯者，生張熟魏，暮楚朝秦，其下體之不潔，實等於黴菌之培養器。一旦身染惡疾，呻吟床蓐，小則流毒妻孥，大則覆宗絕嗣，以是言樂，樂於何有！

（四）**遊戲場**。近年來繁盛都市，多設有遊戲場，其間百戲雜陳，凡屬遊戲之事，無一不備，以故男女老少，趨之若鶩。不知此中佈置，無論何處，千篇一律，一次遊覽以後，即索然無味，有何娛樂之可言？況其中人類複雜，狂童蕩婦混跡其間，一遇機緣，即相與目成，是則所謂遊戲場者，換言之，直一青年男女苟合之交易所耳。娛樂云乎哉？遊戲云乎哉？故吾敢敬告我同胞兄弟姊妹，凡苟欲束身圭璧自尊其人格者，此種不道德之地，寧以絕跡為宜。

四　男子適當之娛樂法

如前二章所述，已將娛樂法之種類及何者有益，何者有害，略示其一斑矣。惟男女性情不同，體質各異，故其間若不加以抉擇，亦未免有害及身心之患。大抵男子之年事稍稚者，及坐業者，其娛樂法宜側重於活動體軀一方面，如競技、賽跑、乘馬、蕩槳等，皆可任擇一事行之。或於休沐之日，入山採集植物，臨海網取水族，歸而研究其構造，考察其生理，製為標本，羅列室中，既足以研求學術，濬發性靈，又可以活動肢體，悅樂精神，實一舉而兩得之事也。

若年事既高，體質漸衰，對於稍須用力之娛樂法，似已不甚相宜，此時務須以安慰其身心為主，或蒔花種竹，或弄鳥養魚，或春晝沉沉，棋消一局，或良宵故故，曲奏一闋，凡此皆男子娛樂法中最高尚，且富有雋永之意味者也。

五　女子適當之娛樂法

我國女子社會，其娛樂方法，視家境之豐嗇與年齡之老幼而異。大抵富貴家之婦女，所謂娛樂法者，要不出於飲博戲遊四字之外。洎年華老大，則又喜出入蘭若，參禮佛像，接交僧侶，希圖冥福。雖不敢謂盡人如是，然就大多數而論，當亦不甚相遠耳。至於中等以下之家庭，則女子日常之生活，除撫育子女整理家政外，暇輒與鄰人互談往事，或攜子女倚徙門外，固不知有所謂娛樂之事也。

余以為恣意娛樂，固有虧於主婦之職務，然苟終年勞精疲神，役役如牛馬，亦殊非養生之道。故無論家政若何紛繁，凡屬女子，每日必需騰出一二時間從事娛樂，至其娛樂方法，自以力避侈奢淫逸及近於迷信者為限。最適於婦女之娛樂法，莫如音樂與書畫。蓋女子天性，富於美感，於斯二者最為相宜。故於家政餘暇，或奏琴擫笛，或臨摹寫生，皆足以陶冶性靈，動盪血脈。此外如藝蘭種菊，蹴踘秋千，讀名人傳奇與說部，入博物院參觀自然物，凡此皆有益身心之娛樂法也。

六　娛樂適當之時間

世界人類，無論男女，除遊手好閒無所事事者外，莫不各有正當之職業，故勤於職務者，一日間自朝至晚，殆絕無閒適之時。若於此大好光陰中，恣意遊樂，微獨怠廢職務，有妨生計，抑且為人所姍笑，目之為遊民矣。

試觀西人，其平日治事，異常勤奮，殆無一息之荒廢。逮四五時以後，則一切交際、談話、宴會、跳舞等事，悉於此時行之。至晚餐既畢，則音樂唱歌之聲、乒乓檯球之戲，又紛然並作矣。故吾人娛樂時間，宜效法西人，每日宜於業務既畢以後行之，且為時不可過多，最多以三四小時為限。蓋娛樂之事，本為慰藉吾人一日間之辛勤而設，初非專與人供其竟日間之逸樂也。且娛樂而至於竟日，則身心二者悉感疲勞，方將厭苦之不遑，尚有何快樂之可言哉！

七　娛樂適當之地點

娛樂之事，非一人所能為，且非聚集多人不足以為歡，即孟子所謂「獨樂樂，不若與人；與少樂樂，不若與眾」之義也。故其地位，非擇面積稍廣，能容多人，且光線與空氣俱屬佳良者不可。

在歐美中等以上之家庭，於治事室、接應室、臥室、餐室等以外，必有娛樂室。中儲種種娛樂器械，以供休息時之應用。且每一團體，又必特設一俱樂部，以備團員及其家屬之娛樂，設備完善而納費不多，且規則整嚴，啟閉有時。

惜夫吾人不知效法，不得已乃至托跡於藏垢納污之遊戲場，既耗其貲財，復喪其人格，此言社會教育者，所由不得不疾首蹙額，急思起而補救之也。

國家圖書館出版品預行編目資料

男女養生術／吳履吉著
——初版，——臺北市，品冠文化，2011〔民100.10〕
面；21公分，——（壽世養生；3）
ISBN 978-957-468-834-0（平裝）
1.養生 2.健康法
411.1 100015634

男女養生術

著　　者／吳　履　吉
責任編輯／王　躍　平
校 點 者／常　學　剛
發 行 人／蔡　孟　甫
出 版 者／品冠文化出版社
社　　址／台北市北投區（石牌）致遠一路2段12巷1號
電　　話／(02) 28233123・28236031・28236033
傳　　真／(02) 28272069
郵政劃撥／19346241
網　　址／www.dah-jaan.com.tw
E-mail／service@dah-jaan.com.tw
登 記 證／北市建一字第227242號
承 印 者／傳興印刷有限公司
裝　　訂／建鑫裝訂有限公司
排 版 者／千兵企業有限公司
授 權 者／山西科學技術出版社
初版1刷／2011年（民100年）10月

售　價／220元

大展好書　好書大展
品嘗好書　冠群可期

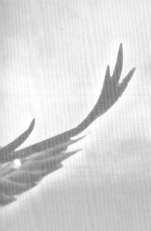

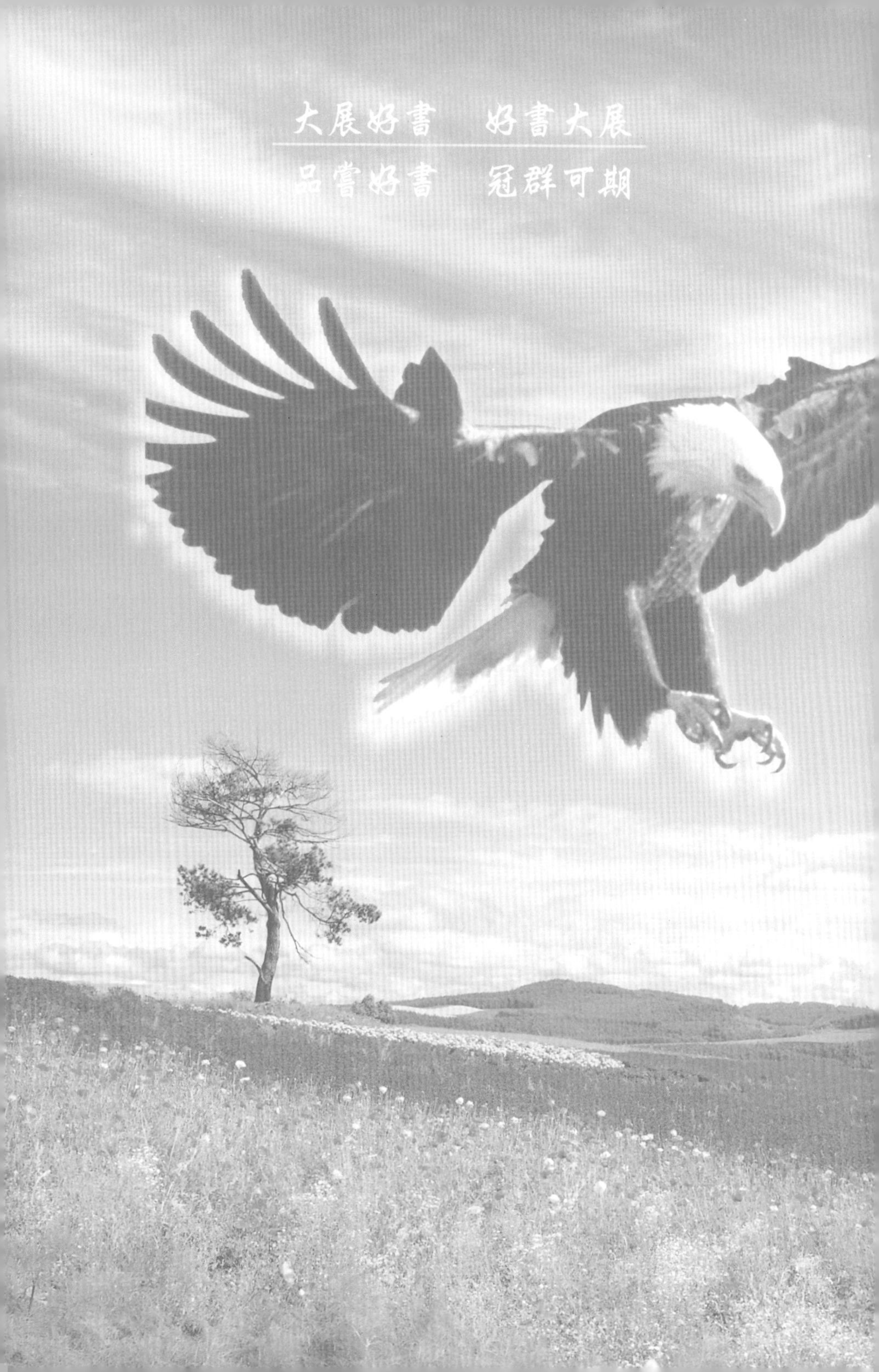
大展好書　好書大展
品嘗好書　冠群可期